Master Choa Kok Sui

DAS GEHEIMNIS
DER 11 CHAKRAS

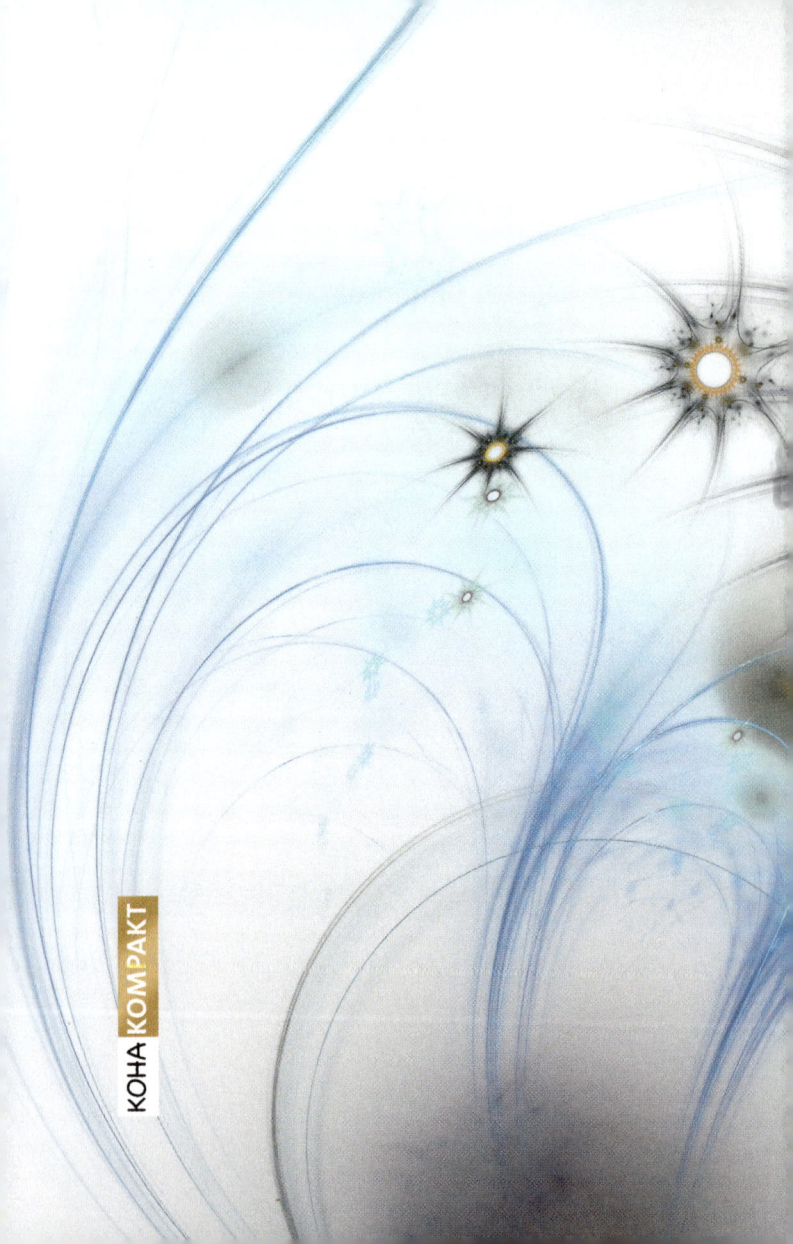

KOHA KOMPAKT

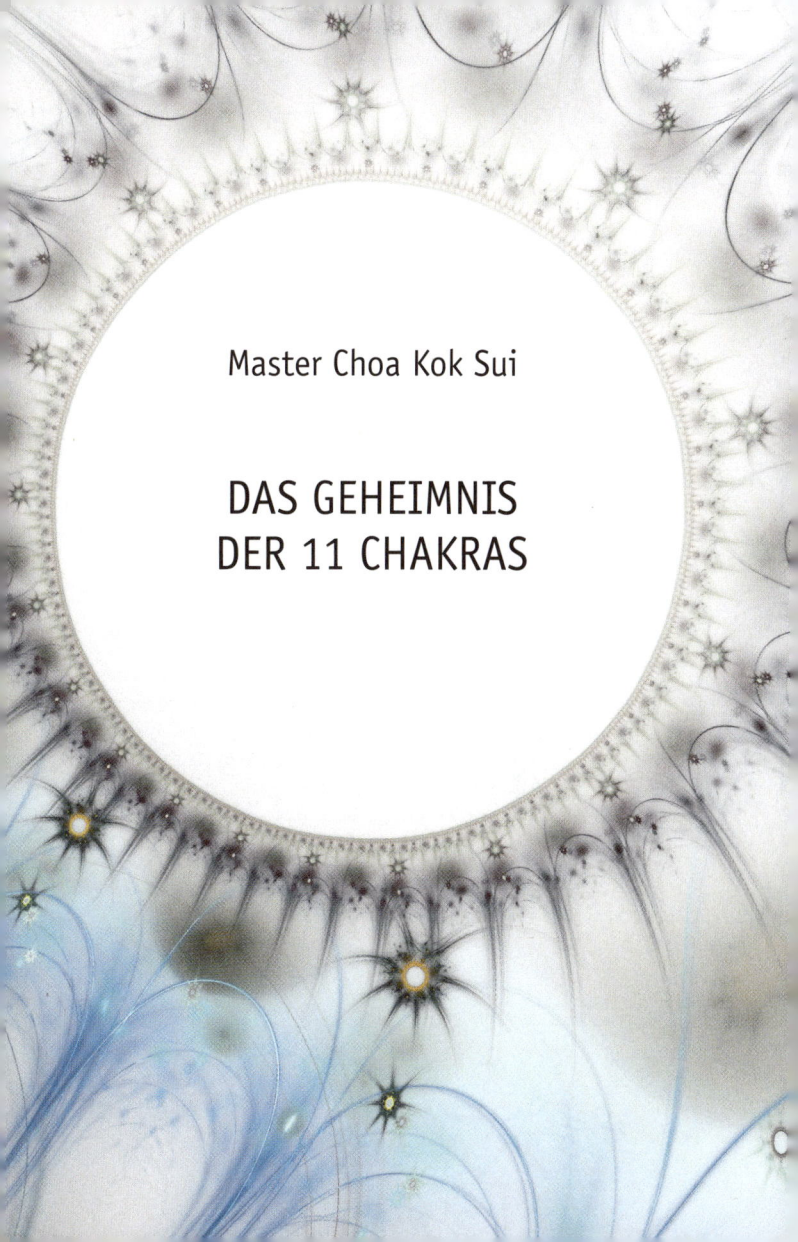

Master Choa Kok Sui

DAS GEHEIMNIS
DER 11 CHAKRAS

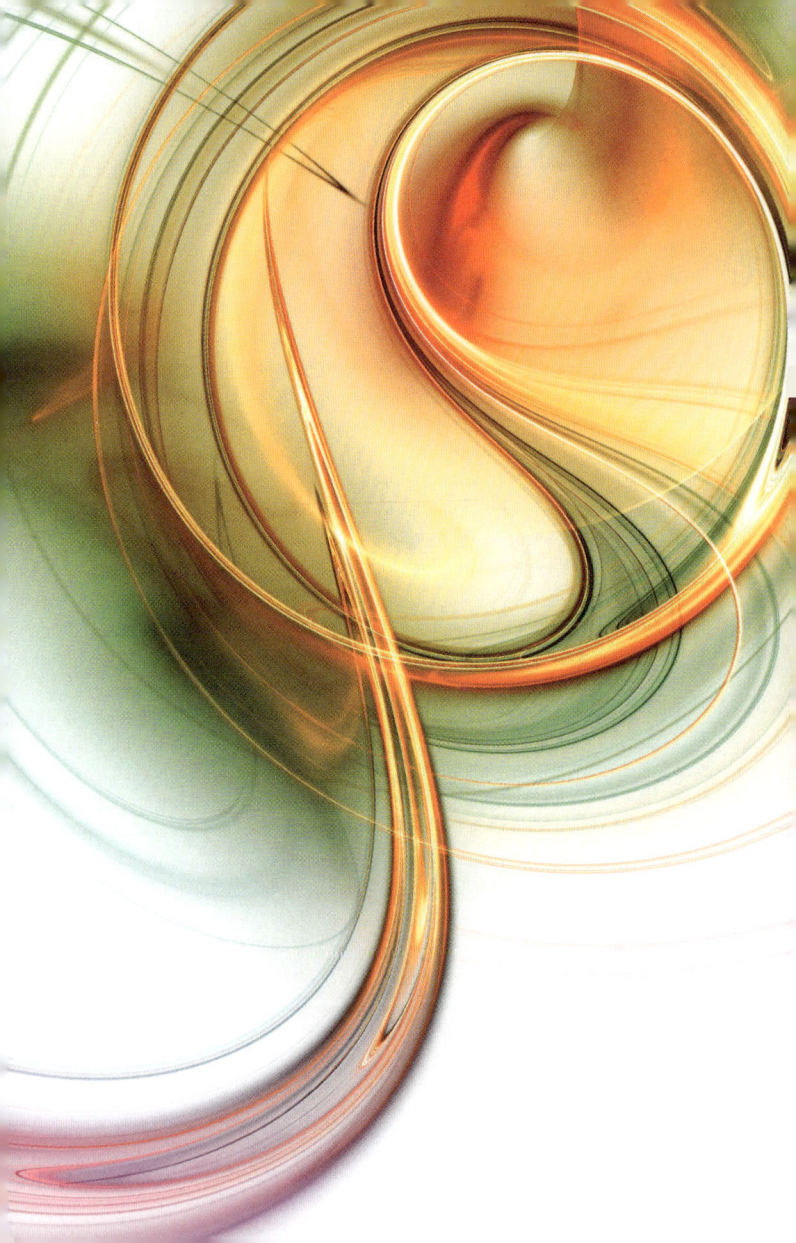

WIDMUNG

Den großen spirituellen Lehrern

Mahaguruji Mei Ling, auch bekannt als
Buddha Padmasambhava,

Chohan Jig Mei Ling

und ganz besonders
unserem Sat Guru Master Choa Kok Sui.

Mögen die in diesem Buch enthaltenen
spirituellen Lehren
allen Menschen zum Wohle gereichen
und sie erleuchten.

Anmerkung des Herausgebers

Master Choa Kok Sui spricht das Thema der Chakras und ihres Beitrags zu spirituellem Wachstum und Entwicklung in verschiedenen seiner Bücher an. In dem vorliegenden Band wurden die wesentlichen Aussagen gezielt für Leser zusammengestellt, die sich speziell für dieses Thema interessieren. Die Zusammenstellung möge ihnen als ein Handbuch dienen, um die Anwendung der spirituellen Lehren in einen ganzheitlichen Kontext zu stellen. Allen, die mehr über die Bedeutung der Chakras für die Gesundheit und für die Pranaheilung lernen möchten, seien besonders die im Literaturverzeichnis mit einem Sternchen (*) versehenen Buchtitel von Master Choa Kok Sui empfohlen. Die Texte über die spirituellen Aspekte des Themas stammen im Wesentlichen aus dem Buch »Die spirituelle Essenz des Menschen«.

Die bildlichen Darstellungen des menschlichen Körpers und der inneren Organe sind nicht unbedingt physiologisch korrekt. Sie dienen lediglich dazu, die Beziehung zu den Chakras zu illustrieren.

Um der leichteren Lesbarkeit willen wird im Text das generische Maskulinum verwendet. Es sind damit sowohl Männer als auch Frauen gemeint.

Inhaltsverzeichnis

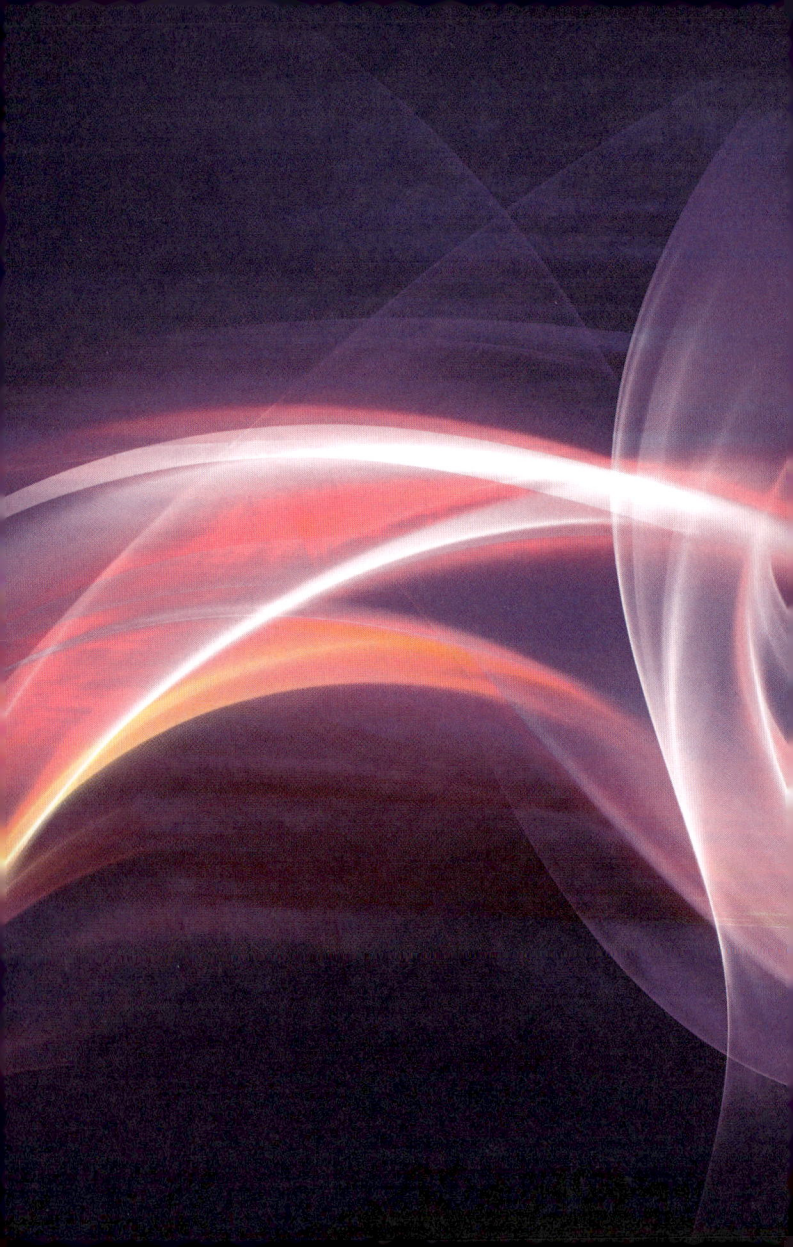

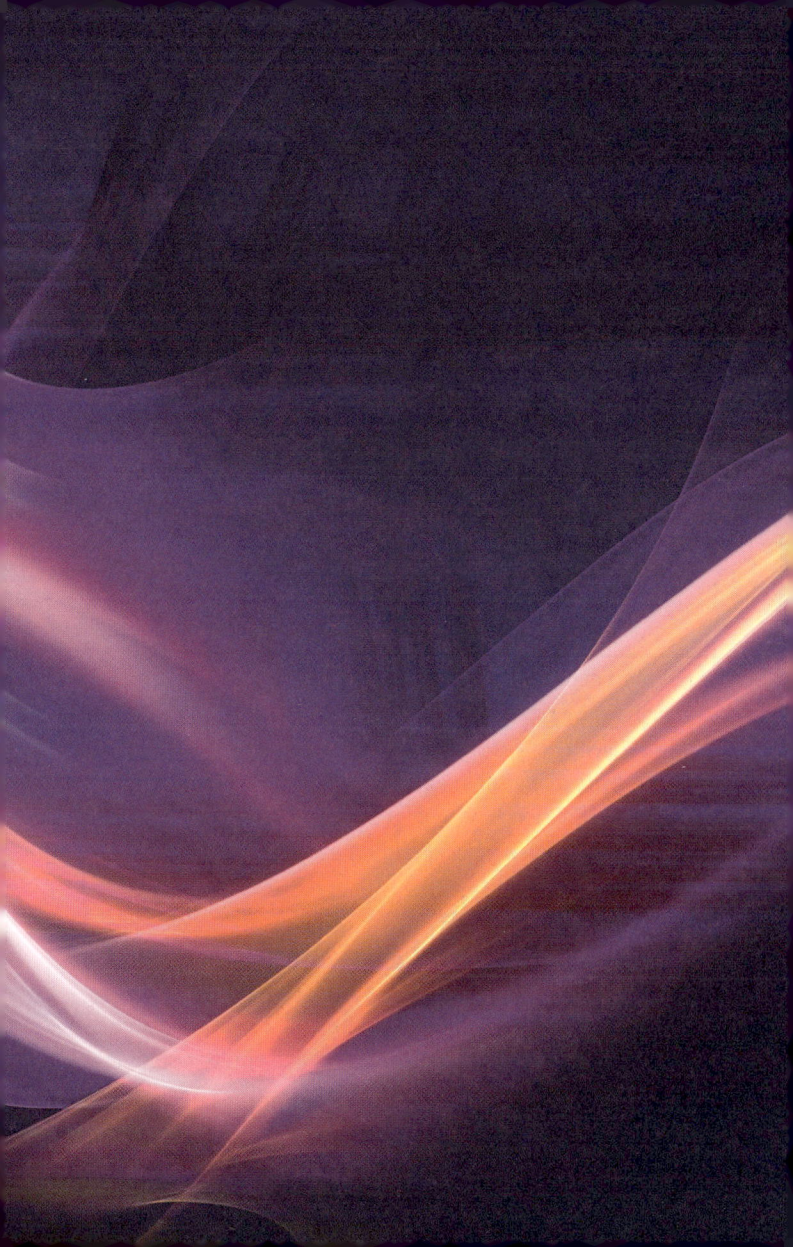

KAPITEL 1

Die feinstofflichen Körper
und die Chakras

Verschiedene feinstoffliche Körper und Auras

Was ist eine Aura? Eine Aura ist ein Energiefeld, das den Körper umgibt. Alten Lehren zufolge gibt es abhängig von den verschiedenen Arten feinstofflicher Körper auch verschiedene Auras (siehe Abb. 1-1).

Zunächst ist da der physische Körper.

Neben dem physischen Körper gibt es den Energiekörper, der auch »ätherischer« oder »bioplasmatischer Körper« genannt wird. Der Energiekörper durchdringt den physischen Körper und geht über ihn hinaus. Durch ihn wird der physische Körper vitalisiert und energetisiert. Er bildet die Blaupause des physischen Körpers. Seine Aura wird »ätherische Aura« genannt.

Der Mensch hat auch einen Emotional- oder Astralkörper. Seine Aura ist die emotionale oder astrale Aura.
Wenn der physische Körper stirbt, lebt die Seele durch den Astralkörper weiter. Der Astralkörper ist subtiler als der ätherische Körper.

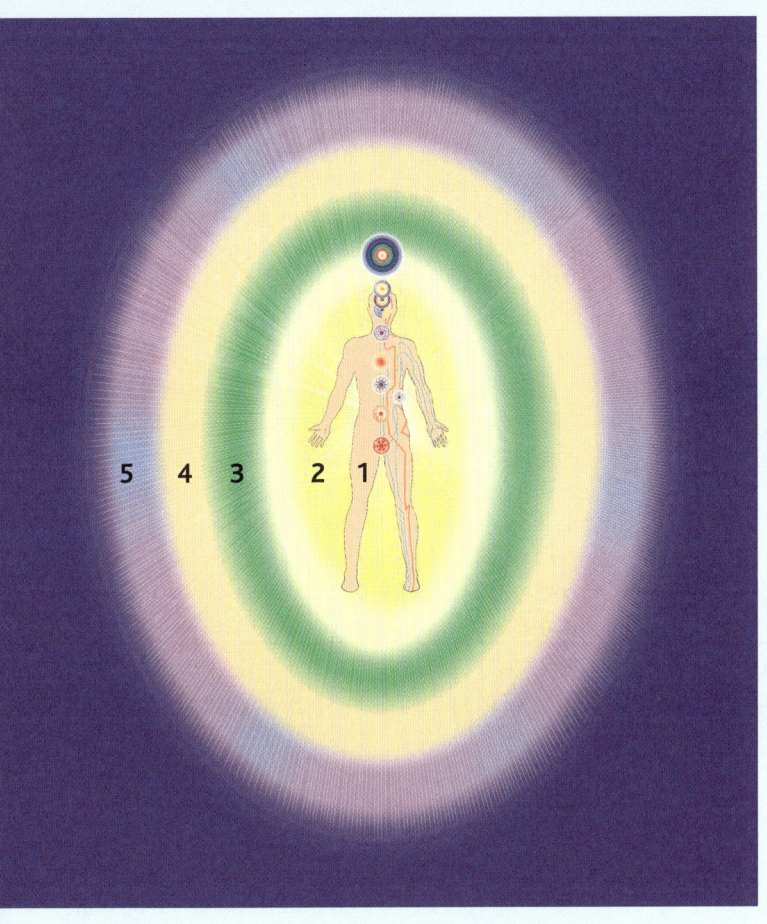

Abb. 1-1: Die verschiedenen feinstofflichen Körper und ihre Auras

1 Physischer Körper, **2** Ätherische Aura, **3** Emotional- oder Astral-Aura, **4** Mental-Aura, **5** Seelen-Aura

Durch diesen feinstofflichen Körper kann ein Mensch intensive Emotionen wie Zorn, Ärger, Angst, Liebe und Freude erfahren. Der Emotionalkörper ist auf das Fühlen spezialisiert. Liebende können sich in der inneren Welt mit ihren Emotionalkörpern in göttlicher Ekstase vereinigen. Der Emotionalkörper wird auch »Astralkörper« genannt, weil er aus Licht besteht. Er sieht aus wie Sternenlicht.

Neben dem Astralkörper gibt es den Mentalkörper, dem der Verstand, der Intellekt innewohnt. Er ist feiner als der Astralkörper. Seine Aura nennen wir »die mentale Aura«. Durch den Mentalkörper können Datenmengen, die ein ganzes Buch oder gar mehrere Bücher füllen würden, praktisch unmittelbar von einer Person zur anderen übertragen werden. Der Mentalkörper kann auch fühlen und andere Funktionen erfüllen, aber sein Spezialgebiet ist das Empfangen, Verarbeiten und Aussenden von Informationen. Es gibt noch mehr feinstoffliche Körper.

Der Körper befindet sich innerhalb der Seele. Die Seele befindet sich vor allem im zwölften Chakra. [Weitere Informationen über das zwölfte Chakra finden Sie in Master Choa Kok Suis Büchern »Die spirituelle Essenz des Menschen« und »Einswerden mit der Seele«.] Von dort strahlt sie aus und bildet die »Seelenaura«. Der physische Körper, der Energiekörper, der Astralkörper und der niedere Mentalkörper befinden sich alle innerhalb der inkarnierten Seele. Eine Person ist deshalb zutreffend als Seele mit einem physischen Körper und anderen feinstofflichen Körpern zu definieren.

Der Energiekörper

Der Begriff »Energiekörper« bezeichnet ein lebendiges Energiefeld aus unsichtbarer, feinstofflicher Materie. Hellsichtige haben dank ihrer medialen Fähigkeiten beobachtet, dass der physische Körper von einem leuchtenden Energiefeld umgeben und durchdrungen ist. Genau wie der physische Körper hat der Energiekörper einen Kopf, zwei Augen, zwei Arme und so weiter. Er sieht also genauso aus wie der sichtbare physische Körper. Deswegen wird er auch »ätherisches Doppel« oder »ätherischer Körper« genannt.

Der Energiekörper durchdringt den sichtbaren physischen Körper und dehnt sich zehn bis zwölf Zentimeter über ihn hinaus. Das den Konturen des sichtbaren physischen Körpers folgende unsichtbare leuchtende Feld wird »die innere Aura« genannt. Sie absorbiert und verteilt das Prana oder Qi im physischen Körper und energetisiert ihn dadurch. Prana oder Qi ist die den gesamten Körper nährende Lebensenergie, die ihm seine normalen Funktionen ermöglicht. Ohne Energie würde der Körper sterben.

Der Energiekörper bildet die Form oder Blaupause für den sichtbaren physischen Körper. Durch ihn kann der sichtbare physische Körper auch über jahrelange Stoffwechselprozesse hinweg seine Form und Gestalt bewahren.

Wenn der Energiekörper defekt ist, ist auch der sichtbare physische Körper schadhaft. Sie sind so eng verbunden, dass alles, was den einen betrifft, sich auch auf den anderen auswirkt. Ist der eine krank, erkrankt auch der andere. Wird der eine geheilt, heilt auch der andere. Das kann sich allmählich oder unmittelbar manifestieren, sofern es keine Störfaktoren gibt.

Durch die Energiezentren oder Chakras ist der Energiekörper für die Steuerung der Funktionen des physischen Körpers mit allen seinen verschiedenen Teilen und Organen verantwortlich. Dazu gehören auch die Drüsen, die die physische Manifestation einiger wichtiger Energiezentren sind. Viele Krankheiten entstehen zum Teil durch Fehlfunktionen eines oder mehrerer Energiezentren.

Durch seine Gesundheitsstrahlen und die Gesundheitsaura dient der Energiekörper als Schutzschild gegen Keime und erkrankte Energie. Erkrankte und verbrauchte Energie, Gifte, Abfälle und Keime werden von den Gesundheitsstrahlen vor allem durch die Poren ausgeschieden. So wird der ganze physische Körper gereinigt.

Hauptchakras oder Energiezentren

Der menschliche Körper ist von großen und kleinen Chakras oder Energiewirbeln erfüllt. Diese Energiewirbel entsprechen Akupunkturpunkten (siehe Abb. 1-2). Chakras sind Energiewirbel, die eine physische, psychologische und spirituelle Funktion haben. Sie steuern und energetisieren die lebenswichtigen Organe des Körpers und bestimmen den psychischen und spirituellen Zustand der Person.

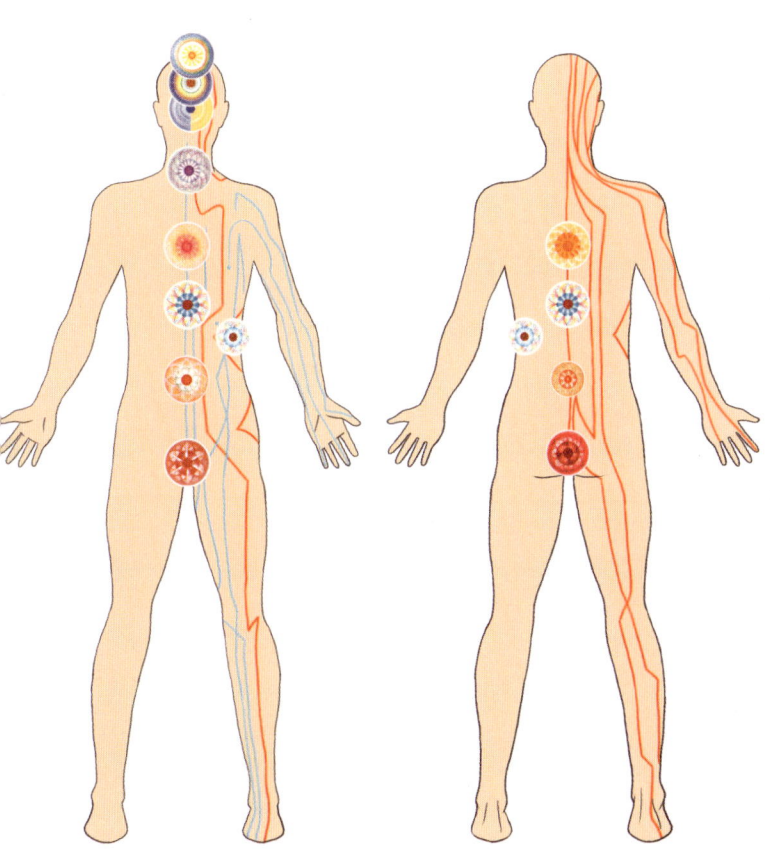

Abb. 1-2: Hauptchakras und Akupunktur-Meridiane –
Vorderseite (links) und Rückseite (rechts)

So wie der sichtbare physische Körper wichtige und weniger wichtige Organe hat, gibt es im Energiekörper Hauptchakras, Nebenchakras und Minichakras.

Die durchschnittliche Größe der Hauptchakras ist unterschiedlich und von der evolutionären Entwicklung der Person abhängig.

Grad der Entwicklung	Größe im Durchmesser
Geistig zurückgeblieben	5 cm oder weniger
Unterdurchschnittlicher Entwicklungsstand	etwa 6 cm
Durchschnitt/Allgemeinheit	etwa 8–10 cm
Intellektuelle Elite	etwa 10–12 cm
Überdurchschnittlicher Entwicklungsstand	etwa 12 cm und mehr
Hoch entwickelte Yogis und Heilige	etwa 45 cm und mehr
Erleuchtete	zwei Meter und mehr

Es gibt etliche spirituelle oder yogische Systeme zur Aktivierung der Chakras und Erweckung der Kundalini. Arhatic Yoga ist ein System, welches systematisch, sicher und schnell die Chakras aktiviert und die Kundalini erweckt.

Elektrische Stromspannung wird mit Transformatoren erhöht oder gesenkt. Bevor der Strom Ihren Haushalt erreicht, wird seine Spannung durch eine Reihe von Transformatoren auf 220 oder 110 Volt gesenkt.

Die wirbelnden Energiezentren oder Chakras im Menschen sind Energietransformatoren, in denen Energie von einer Form in eine andere transformiert wird. Die spirituelle Energie wird vom Kronenchakra zum Wurzelchakra abgesenkt, modifiziert, transformiert und physikalisiert. Vom Wurzelchakra zum Kronenchakra wird die feinstoffliche Energie erhöht, modifiziert, transformiert und spiritualisiert. Spirituelle Energietransformatoren können die Energie erhöhen, absenken, modifizieren, transformieren und verändern.

Den Forschungsarbeiten von Dr. Joie P. Jones, Department of Radiological Sciences, University of California Irvine, zufolge bestehen Akupunkturpunkte aus einem oberen und einem unteren Teil. Diese beiden Teile bewegen sich ständig in entgegengesetzte Richtungen. Wenn sich der obere Teil rechts herum dreht, dreht sich der untere links herum. Die Bewegungen wechseln ständig von rechts herum nach links herum (siehe Abb. 1-3). Er nannte das die »Drehbewegung« (siehe Abb. 1-4).

Die wesentlichen Akupunkturpunkte der indischen Tradition werden »Chakras« genannt, das bedeutet »wirbelnde Energiezentren«.

Die Hauptchakras sind wie Kraftwerke, die Lebensenergie bereitstellen und die wichtigen Organe des sichtbaren, physischen Körpers steuern. Funktionieren die Kraftwerke mangelhaft, werden die lebenswichtigen Organe krank, weil sie

nicht genug Energie haben, um ihre Aufgaben richtig durch-
zuführen.

Die Neben- und die Minichakras steuern und energetisieren
die weniger wichtigen Teile des sichtbaren physischen Körpers. Die Chakras durchdringen den sichtbaren physischen
Körper und können sich auch über ihn hinaus erstrecken.

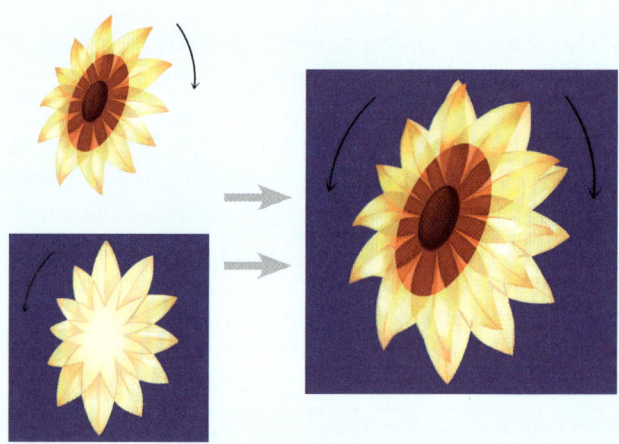

**Abb. 1-3: Die Rotation der inneren und äußeren
Schichten eines Chakras**

*Die inneren und äußeren Schichten des Chakras dre-
hen sich in gegenläufige Richtungen. Wird die Rotation
eines Chakras (hier des Herzchakras) bewusst verlangsamt, zeigen sich die runde Form und die Anzahl der
Blütenblätter.*

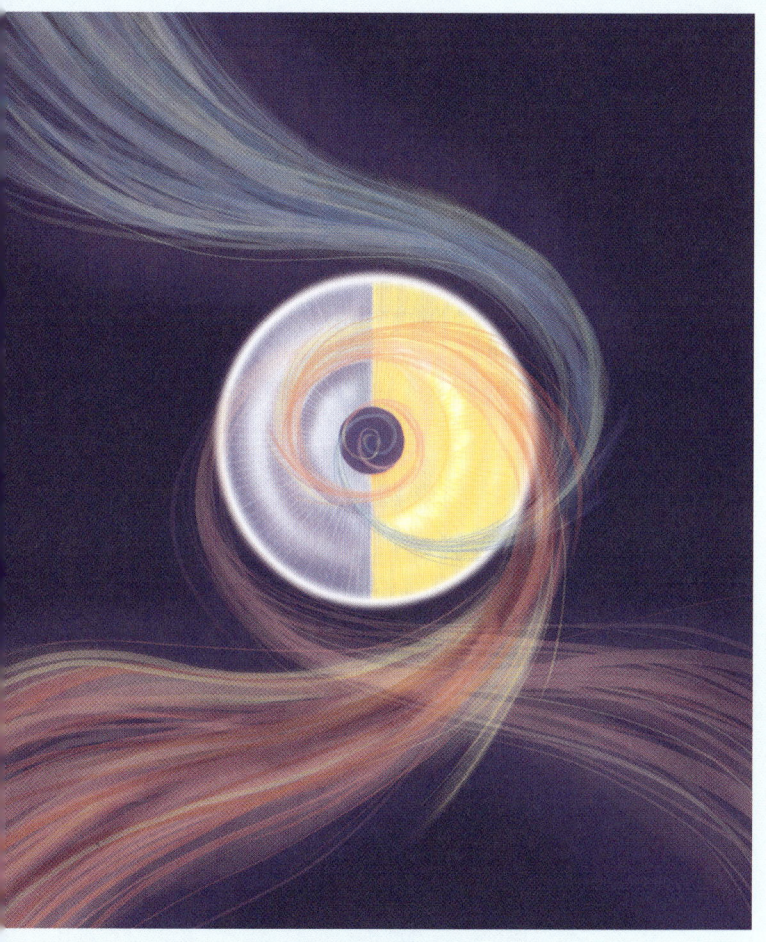

Abb. 1-4: Die Energie-Bewegung im Chakra

Der obere und der untere Teil bewegen sich ständig in gegenläufige Richtungen, abwechselnd links und rechts herum.

Bestandteile der Chakras

Blütenblätter:

Das Aussehen des Chakras hängt von seiner Rotationsgeschwindigkeit ab. Normalerweise erzeugen die schnellen gegenläufigen Rotationen einen gewissen optischen Effekt, durch den das Chakra aussieht wie eine Lotusblüte mit vielen spitzen Blütenblättern.

Die sich hin und her drehende Prana-Energie lässt die Blütenblätter spitz erscheinen. Deshalb sind die Chakras in alten tibetischen, chinesischen und Sanskrit-Büchern über Yoga meistens als Lotusblüten mit vielen spitzen Blütenblättern dargestellt.

Wenn die Drehung eines Chakras verlangsamt wird, ist die Anzahl der Blütenblätter erkennbar und es wird deutlich, dass sie eigentlich rund sind. Deshalb werden sie auch bei Leadbeater als rund beschrieben und nicht als spitz. Wenn sich das Chakra sehr schnell bewegt, wölbt sich das Chakra aus oder wird dicker. Wenn es sich extrem schnell bewegt, erscheint es nur noch als gleißender Lichtpunkt.

Schutznetz:

Auf der Rückseite jedes Chakras gibt es nahe der Körperoberfläche ein »Schutznetz« (siehe Abb. 1-5). Sein Durchmesser ist 2–3 cm kleiner als der des jeweiligen Chakras. Es wird »ätherisches Netz« oder »Schutznetz« genannt, weil es wie ein Filter wirkt, der die Person vor negativen äußeren Einflüssen schützt.

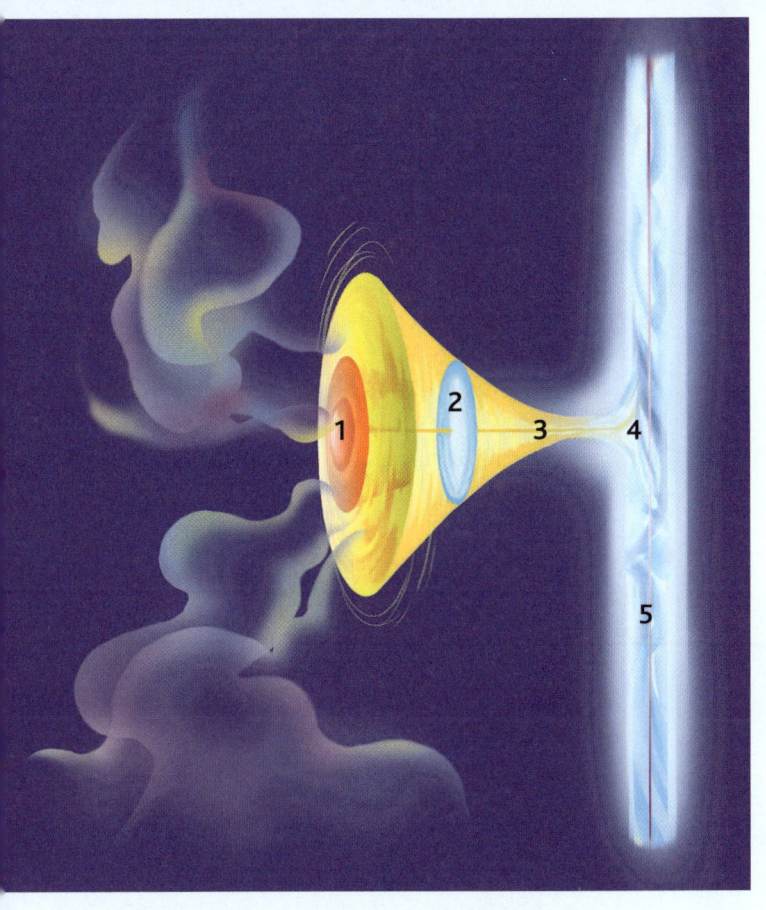

Abb. 1-5: Bestandteile eines Chakras

1 Kern oder Zentrum, **2** Schutznetz, **3** Stamm,
4 Wurzel, **5** Hauptmeridian

Wenn ein Mensch über längere Zeit negative Gedanken oder Gefühle hegt oder negative Gewohnheiten pflegt, werden diese Schutznetze rissig oder löchrig. Bei leichteren psychischen Beschwerden sind manche der Schutznetze rissig. In ernsteren Fällen können sie auch zunehmend löchrig werden. Die Person ist dann anfälliger für »psychische Störungen« oder »Einmischungen« von negativen Energien, Wesenheiten oder Elementalen. In christlicher Terminologie spricht man hier von »bösen Geistern«. In der Bibel werden viele Fälle erwähnt, wo Patienten mit ernsten psychischen Beschwerden durch Exorzismus oder das Entfernen negativer Elementale geheilt wurden.

Der Unterschied zwischen einem Verrückten und einem Hellsichtigen besteht darin, dass Hellsichtige ihre relativ dünnen Schutznetze leicht öffnen können, wenn sie ihre Hellsichtigkeit nutzen, und schließen, wenn sie sie nicht nutzen wollen. Sie können unterbewusst oder bewusst geöffnet und geschlossen werden. Der Hellsichtige hat seine Emotionen gemeistert, insbesondere seine Angst. So kann er Engel, Feen und negative Elementale sehen, ohne dadurch psychisch aus der Fassung zu geraten.

Ein Verrückter hingegen hat durchlöcherte Schutznetze und kann sie nicht willentlich schließen. Seine Schutznetze sind beschädigt und ständig offen. Er kann daher von negativen Wesenheiten angegriffen werden. Er steht ständig unter dem Einfluss negativer Gedankenwesen, negativer Elementale und negativer, nicht inkarnierter Geistwesen. Er sieht hässliche oder beängstigende Dinge und hört entsprechende Stimmen.

Diese Risse und Löcher entstehen auch durch Halluzinogene. Menschen, die halluzinogene Drogen wie LSD oder andere schädliche, bewusstseinsverändernde Substanzen zu sich nehmen, zerstören ihre Schutznetze und werden dadurch psychisch labil. Konsumiert ein Mensch eine halluzinogene Droge, ohne spirituell ausgebildet zu sein, wird er höchstwahrscheinlich eine unangenehme Erfahrung machen.

Ist ein Mensch sehr wütend, bekommen die Schutznetze des Solarplexus-Chakras, des Ajna-Chakras und manchmal des Kronenchakras Risse. Starker Zorn zieht sehr gewalttätige negative Elementale an. Sie können sich durch die eingerissenen Schutznetze an der wütenden Person festsetzen. Der Betroffene wird dann vorübergehend »besetzt« oder »verrückt« und tut möglicherweise schreckliche Dinge, die er sonst nicht tun würde.

Wie lange sich diese negativen Elementale festsetzen, hängt vom Wesen des Betroffenen ab. Falls er ein Typ Mensch ist, der ziemlich oft wütend wird, kann die »Verrücktheit« zum Dauerzustand werden. Diese negativen Elementale nähren sich von Zorn und brauchen wütende Energie, um zu überleben. Daher reizen sie die Person immer wieder zu Wutausbrüchen.

Weitere Teile des Chakras sind der Kern oder das Zentrum, der Stamm und die Wurzel.

Chakras erfüllen einige wichtige Funktionen. Sie absorbieren und verarbeiten Prana und verteilen es an die verschiedenen Körperteile. Die Chakras sind für die Funktion des ganzen physischen Körpers mitsamt seiner Teile und Organe verantwortlich. Die endokrinen Drüsen werden von den Hauptchakras energetisiert und gesteuert. Durch diese Chakras ist es möglich, die endokrinen Drüsen anzuregen oder zu hemmen. Viele Beschwerden werden zu einem gewissen Teil durch Fehlfunktionen der Chakras verursacht.

Manche Chakras hängen auch mit psychischen Fähigkeiten zusammen. Die Aktivierung dieser Chakras kann zur Entwicklung dieser Fähigkeiten führen.

Es gibt eine gewisse Kontroverse darüber, ob es sieben Chakras gibt oder mehr. Manche alten indischen Texte erwähnen sieben Chakras. Auch manche modernen Autoren beziehen sich auf sieben Chakras. Master Choa Kok Sui lehrt, dass es elf Hauptchakras gibt (siehe Abb. 1-6).
Was stimmt nun? Beides ist richtig. In diesen alten Texten wird nie behauptet, es gebe nur sieben Chakras. Die Leser und die Gelehrten haben daraus geschlossen, dass es nur sieben Chakras gibt, doch diese Annahme entbehrt jeder Grundlage. Wahrheit ist dynamisch, nicht statisch. Das ist die Grundlage allen Fortschritts. Man muss bereit sein, niedere Wahrheiten gegen höhere Wahrheiten einzutauschen.

Die erste Ebene der Wahrheit der sieben Chakras wurde in alter Zeit einer kleinen Gruppe von Menschen offenbart.

1. Kronenchakra
2. Ajna-Chakra
3. Halschakra

4. Vorderes Herzchakra
5. Vorderes Solarplexus-Chakra
6. Sexualchakra
7. Wurzelchakra

Die zweite Ebene der Wahrheit ist, dass es neun Chakras gibt. In der »Bhagavadgita« 5.13 spricht Krishna von einer Stadt mit neun Toren: »... wohnt glücklich in der körperlichen Stadt der neun Tore ...« Diese neun Tore sind die Chakras, durch die Prana-Energie ein und aus gehen kann. Die beiden zusätzlichen Chakras sind das Milzchakra und das Nabelchakra.

Die dritte Ebene der Wahrheit ist, dass es elf Chakras gibt. Im umgekehrten Baum des Lebens der Kabbala finden wir zehn Sephirot und eine verborgene Sephira, das sind insgesamt elf Chakras. So hören wir in den »Katha Unpanishaden« in der 5. Stanze von einer Stadt mit elf Toren: »... durch die Herrschaft über die Stadt der elf Tore ...« Die beiden zusätzlichen Chakras sind das Meng-Mein-Chakra und das Stirnchakra.

Master Choa Kok Sui hat das Geheimnis der elf Hauptchakras zum ersten Mal 1987 in seinem Buch »Grundlagen des Pranaheilens« veröffentlicht.

Gibt es noch mehr als elf Chakras? Die Antwort lautet: Ja. Die vierte Ebene der Wahrheit ist, dass es zwölf Chakras gibt. Das zwölfte Chakra wurde von Master Choa Kok Sui in seinem Buch »In die Stille gehen: Einswerden mit der Seele« im Jahr 2000 zum ersten Mal öffentlich beschrieben.

Master Choa Kok Sui zufolge sind die innere medizinische Qi-Gong-Schule und die äußere medizinische Qi-Gong-Schule zwei Seiten derselben Medaille. Die von ihm gelehrte äußere medizinische Qi-Gong-Schule ist sehr revolutionär. Sie ist einfach zu lernen und anzuwenden. Sie verwendet gewöhnliche Akupunkturpunkte.

Die elf Hauptakupunkturpunkte, die sie verwendet, heißen »Ta Xue Lun« (Ta = groß; Xue = Akupunkturpunkt; Lue = Spinnrad, sich drehendes Rad). Es werden auch etwas weniger wichtige Akupunkturpunkte verwendet, die »Xiao Xue Lun« heißen (Xiao = klein).

Abb. 1-6: Der Sitz der elf Hauptchakras und des zwölften Chakras

1 *Wurzelchakra*
2 *Sexualchakra*
3 *Nabelchakra*
4 *Meng-Mein-Chakra*
5a *vorderes Milzchakra*
5b *rückwärtiges Milzchakra*
6a *vorderes Solarplexus-Chakra*
6b *rückwärtiges Solarplexus-Chakra*
7a *vorderes Herzchakra*
7b *rückwärtiges Herzchakra*
8 *Halschakra*
9 *Ajna-Chakra*
10 *Stirnchakra*
11 *Kronenchakra*
12 *Zwölftes Chakra als goldene Knospe oder Flamme*

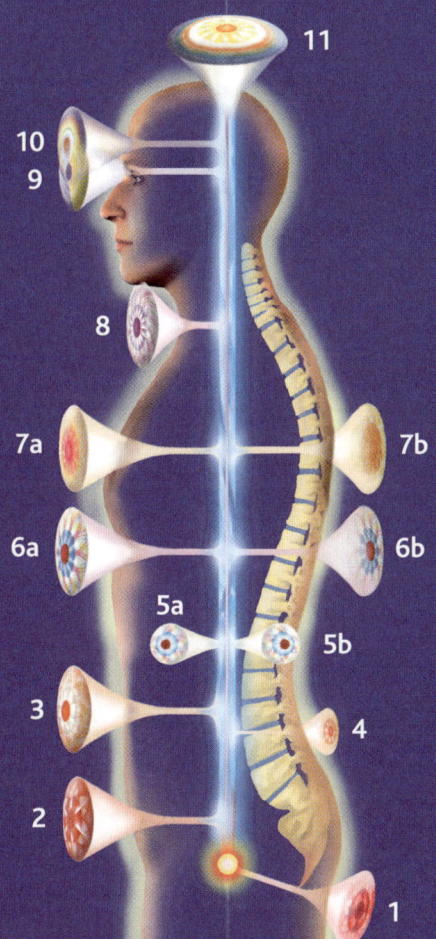

Da es für das äußere medizinische Qi Gong nicht nötig ist, Hunderte von Akupunkturpunkten zu lernen, sondern nur die wenigen wichtigen, kann es sehr viel schneller und leichter erfasst werden.

In alter Zeit gab es einen umfangreichen wissenschaftlichen und kulturellen Austausch zwischen China und Indien. Die chinesischen Akupunkturpunkte wurden in Indien »Chakras« genannt. Master Choa Kok Sui hat die Heilkunde des äußeren medizinischen Qi Gong unter dem Namen »Pranaheilung« gelehrt. Sie wurde sehr sorgfältig und auf eine systematische, wissenschaftliche Art und Weise entwickelt und beschrieben und wird global von Master Choa Kok Suis Schülern verbreitet. Hunderttausende haben diese Methode bereits erlernt und Millionen von Patienten fanden durch sie Heilung oder Linderung.

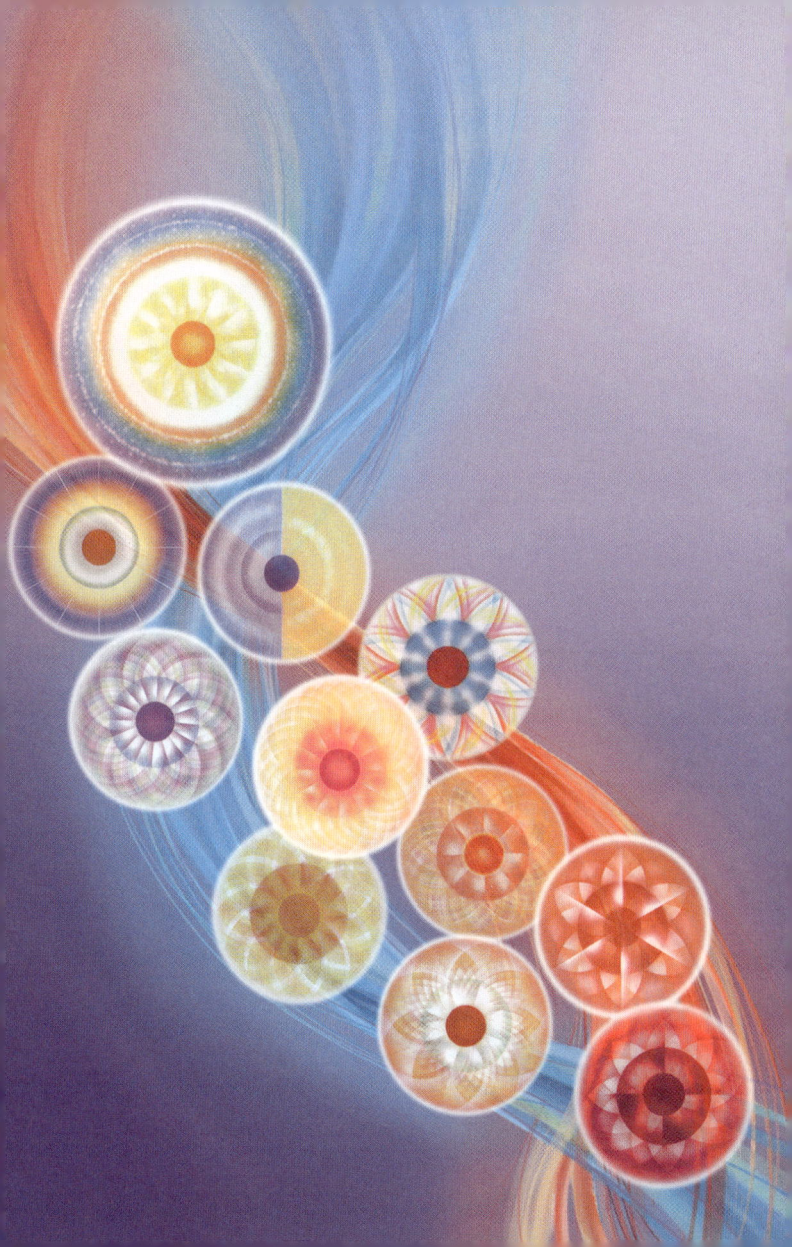

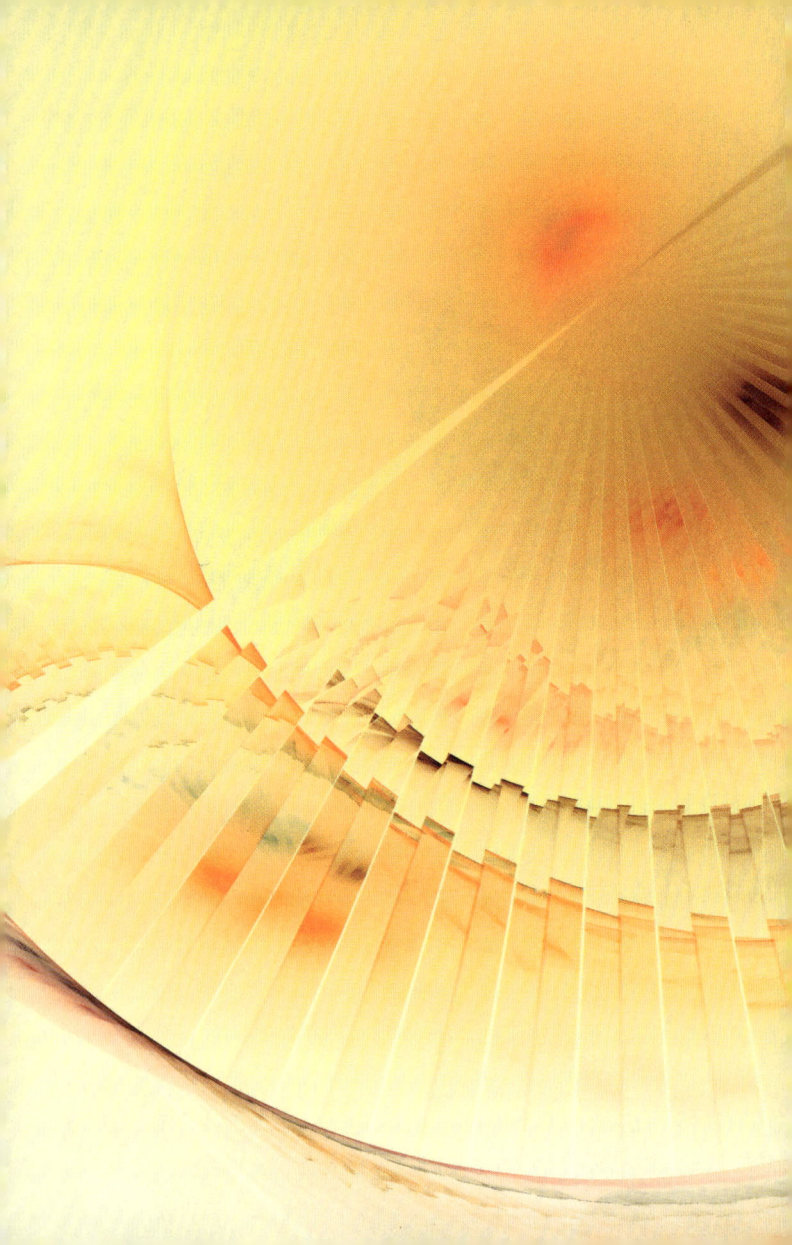

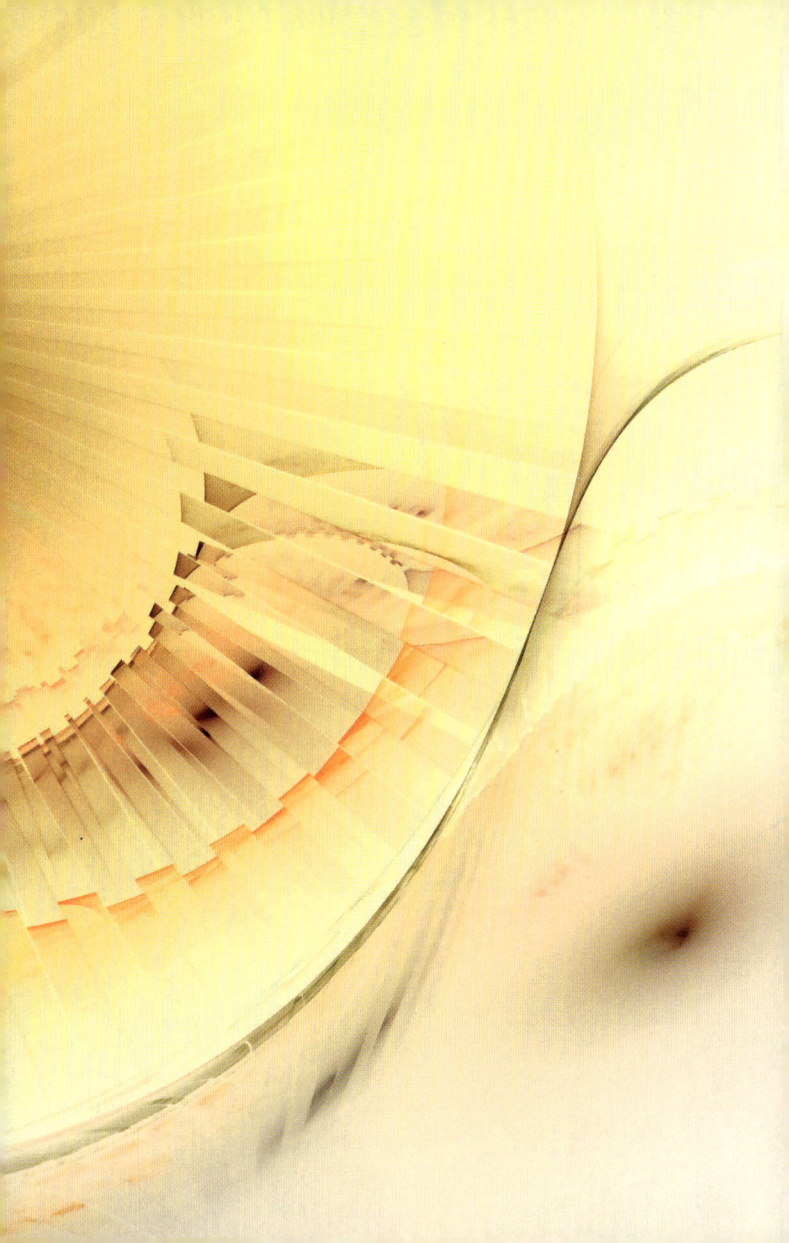

KAPITEL 2

Das Wurzelchakra

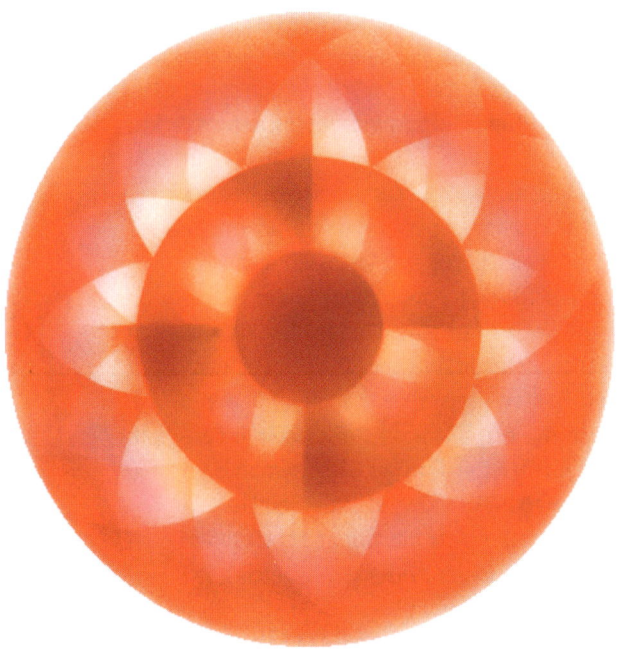

Abb. 2-1: Wurzelchakra

Das Wurzelchakra hat vier Blütenblätter und enthält rotes und oranges sowie eine winzige Menge kaum bemerkbares gelbes Prana.

In der Nähe des unteren Endes der Wirbelsäule sitzt die Kundalini-Energie. Die Kundalini-Energie ist für die materielle Manifestation zuständig. Ohne sie könnten weder der physische Körper noch das physische Universum existieren. Ohne die Erweckung der Kundalini-Energie ist keine spirituelle Entwicklung möglich. Dabei spielt es keine Rolle, ob sich der Praktizierende der Existenz der Kundalini bewusst ist oder nicht. Wenn sich ein Mensch auf den spirituellen Weg begibt, wird die Kundalini zumindest teilweise erweckt.

Viele bezeichnen die Kundalini-Energie auch als »Schlangenfeuer«, »feurige Schlange« oder »heiliges Feuer«. So lassen sich auch die Worte von Johannes dem Täufer verstehen, wenn er in Matthäus 3,11 sagt: »Ich taufe euch mit Wasser ...; der aber nach mir kommt, ist stärker als ich ...; der wird euch mit dem Heiligen Geist und mit Feuer taufen.« Der Heilige Geist symbolisiert die herabströmende göttliche Energie. Das Feuer symbolisiert die feurige Schlange am unteren Ende der Wirbelsäule. Durch gött-

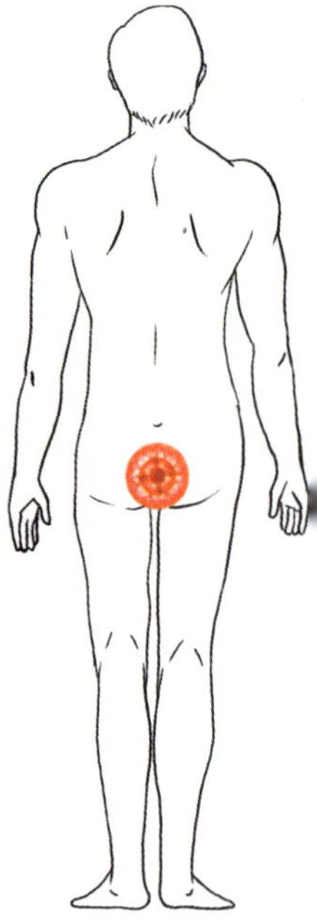

Abb. 2-2: Wurzelchakra

Das Wurzelchakra befindet sich am unteren Ende der Wirbelsäule, im Bereich des Steißbeins.

liche Energie wird die machtvolle Kundalini-Energie erweckt. Dabei geht es weniger darum, ob sie erweckt ist oder nicht, sondern zu welchem Grad sie erweckt ist.

Was bewirkt die Kundalini-Energie in der spirituellen Praxis? Die Kundalini-Energie befähigt die Gehirnzellen, spirituelle Erfahrungen zu registrieren. Sie verbessert die Qualität des physischen Körpers, insbesondere des Gehirns und der Nerven. Ein Mensch, dessen Kundalini sehr wach ist, kann im Laufe der Zeit ein Genie werden oder ein charismatischer Führer oder ein großer spiritueller Lehrer.

Das Wurzelchakra ist das Zentrum der Selbsterhaltung, des Überlebensinstinkts. Das Ausüben des eigenen Berufs hat mit Überleben zu tun. Das Wurzelchakra ist auch das Zentrum aller dynamischen Aktivitäten. Geschäftlich erfolgreiche, dynamische Menschen haben oft ein sehr aktives, energiegeladenes Wurzelchakra. Ein Mensch mit einem kleinen, schwachen Wurzelchakra neigt dazu, Pläne zu schmieden, ohne sie umzusetzen, oder die Dinge hinauszuzögern. Das Wurzelchakra steht für Aktivität.

Menschen mit Depressionen und Suizidneigung haben ein erschöpftes, unteraktives Wurzelchakra. Die Aktivierung des Wurzelchakras kann einen Menschen davor bewahren, sich umzubringen. Es ist fast unmöglich, Selbstmord zu begehen, wenn das Wurzelchakra stark und groß ist.
Manche Menschen mit einem erschöpften, unteraktiven Wurzelchakra neigen auch zu trägem, unpraktischem oder unre-

alistischem Verhalten. In schweren Fällen verlieren sie jeglichen Kontakt mit der Wirklichkeit.

Wenn ein Mensch trotz guter Qualifikationen und guter Gesundheit Schwierigkeiten hat, beruflich etwas zu leisten oder eine Arbeit zu finden, hat er wahrscheinlich ein teilweise erschöpftes, unteraktives Wurzelchakra.

Das Wurzelchakra steuert und energetisiert das Muskel- und Knochensystem. Das rote Prana des Wurzelchakras energetisiert und stärkt den gesamten sichtbaren physischen Körper (siehe Abb. 2-3). Das Wurzelchakra steuert und energetisiert das Knochenmark und damit die Qualität des Blutes. Weil das Herz im Wesentlichen aus Muskeln besteht, hat das Wurzelchakra auch Einfluss auf das Herz. Ein Teil der umgewandelten Wurzelenergie wird auch für das Gehirn und die Kopfchakras benötigt.

Ist das Wurzelchakra überaktiv, kann sich das in Hyperaktivität, Rastlosigkeit oder Schlaflosigkeit ausdrücken.

Menschen mit einem sehr aktiven Wurzelchakra sind in der Regel robust und gesund, während Menschen mit einem weniger aktiven Wurzelchakra eher schwach und anfällig sind.

Das Wurzelchakra älterer Menschen ist gewöhnlich mehr oder weniger erschöpft. Deswegen sind ihre Körper auch schwächer und werden kleiner. Ihre Wirbelsäule krümmt sich, Wunden und gebrochene Knochen heilen langsamer, und sie neigen zu Arthritis.

Ein gesundes Wurzelchakra wirkt sich entscheidend auf die jugendliche Spannkraft und Gesundheit aus. Das Wurzelchakra ist wie die Wurzel eines Baumes. Wenn die Wurzel schwach ist, ist der Baum schwach. Wenn das Wurzelchakra schwach ist, ist auch der Körper schwach.

Die Nebenchakras der Fußsohlen und das Wurzelchakra sind die wichtigsten Eintrittspunkte für das Erd-Prana.

Bei Patienten mit schweren Herzbeschwerden liegen Fehlfunktionen des Wurzelchakras vor. Fehlfunktionen des Wurzelchakras können sich als Arthritis, Rheuma, Beschwerden an der Wirbelsäule, Blutkrankheiten, Wundheilungs- sowie Wachstumsprobleme, Allergien, Krebs und Leukämie sowie geringe Vitalität und Beschwerden am Herzen, im Gehirn und im Sexualbereich äußern.

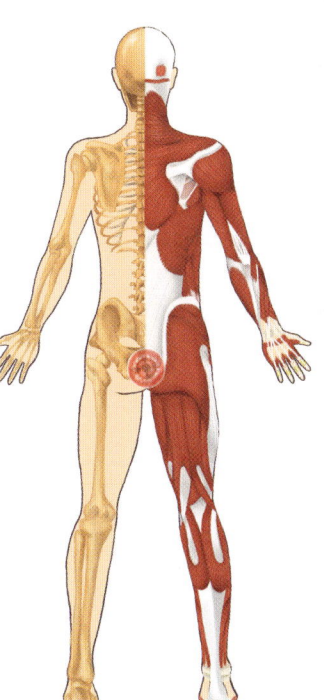

Abb. 2-3: Wurzelchakra

Das Wurzelchakra steuert und energetisiert die Muskeln und das Knochensystem. Es energetisiert und stärkt auch den ganzen physischen Körper.

In der chinesischen Medizin korrespondiert das Wurzelchakra mit dem Akupunkturpunkt DU (GV) 1.

Im taoistischen Yoga entspricht das Wurzelchakra dem Chang Qiang (»Fülle an Kraft«).

Im Sanskrit heißt das Wurzelchakra »Muladhara-Chakra«. Der entsprechende Begriff auf Tamil, der Sprache Südindiens und Sri Lankas, ist »Putti Kaalam«. In der indischen Tradition wird das Wurzelchakra von einem Elefanten symbolisiert. Der Tamil-Begriff »Fülle an Kraft« bezieht sich auf genau diese Qualität.

KAPITEL 3
Das Sexualchakra

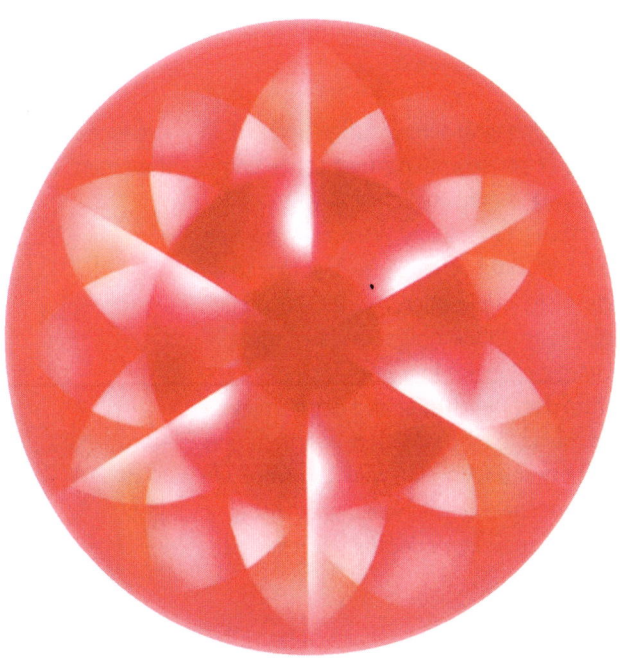

Abb. 3-1: Sexualchakra

Es hat sechs Blütenblätter und enthält orangefarbenes und rotes Prana in zwei Schattierungen.

Zur spirituellen Entwicklung ist ein starkes, gesundes Sexualchakra nötig. Ein Teil der Sexual-Energie wird vom Körper in höhere Formen von Prana-Energie verwandelt und erfüllt damit kreative, intelligente und spirituelle Funktionen.

Sexuelle Energie nährt daher die oberen Chakras und ist notwendig, damit das Gehirn und das Nervensystem richtig funktionieren können.

Es gibt verschiedene geistige Schulen. Eine extreme Ansicht ist, Sex sei schmutzig und sollte gemieden werden. Diese Haltung macht jegliche spirituelle Entwicklung unmöglich. Warum? Weil eine unterdrückte, verleugnete sexuelle Energie nicht in die oberen Chakras aufsteigen kann. Ohne umgewandelte sexuelle Energie kann das Kronenchakra, das Zentrum der Erleuchtung und des göttlichen Einsseins, nicht aktiviert werden und nicht ordnungsgemäß funktionieren.

Die andere extreme Haltung vertritt eine freie Sexualität, in der die sexuelle Ener-

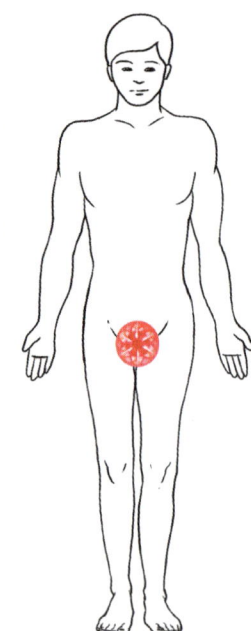

Abb. 3-2: Sexualchakra

Das Sexualchakra befindet sich in der Schamgegend. Es bildet die Grundlage der physischen Schöpfung, die Grundlage der physischen Welt.

gie einfach vergeudet wird. In diesem Fall wird das Sexual-chakra so erschöpft, dass für die oberen Chakras, insbesonde-re das Kronenchakra, kaum noch Energie übrig bleibt.

Am praktikabelsten ist ein Mittelweg, der Sexualität als na-türlich und gesund betrachtet. Sexualität ist heilig. Angemes-sen praktiziert, manifestiert sich in ihr die göttliche Vereini-gung zweier Seelen in Einheit mit ihren höheren Seelen – und letztlich das Einswerden mit *allem*.

Der Schlüssel liegt darin, die sexuelle Energie umzuwandeln, anstatt sie zu unterdrücken. Wenn die sexuelle Energie von den unteren Chakras zum Herzen, zur Kehle und zum Kronen-chakra aufsteigt, wird sie in Liebe, Güte, Intelligenz, Erleuch-tung und göttliches Einssein verwandelt. Die niederen Ener-gien werden in sehr viel höhere Schwingungen transformiert. Diese hochfrequenten pranischen Energien energetisieren das Gehirn, sodass es effizienter und effektiver arbeiten kann.

Diese Umwandlung von sexueller Energie kann mit und ohne Sexualpartner erfolgen. Sie ist äußerst hilfreich, unabhängig davon, ob man zölibatär lebt oder nicht. Sie wird auch in der Nördlichen Taoisten-Schule praktiziert. Die Wissenschaft und die Kunst der Umwandlung sexueller Energie in kreative Energie und in höhere, das Gehirn aktivierende Prana-Ener-gie, werden auch im Arhatic Yoga gelehrt.

Um die Umwandlung von sexueller Energie zu praktizieren, ist eine gesunde, heilsame Einstellung zur Sexualität nötig. Der sexuelle Akt muss als etwas Natürliches und Heiliges betrachtet werden. Ob ein Mensch zölibatär lebt oder nicht, ist seine persönliche Entscheidung.

Als Rajah Praikshit den Charakter des großen Krishna infrage stellte, wurde ihm geantwortet, dieser würde trotz seiner vielen Frauen und Gopis niemals einen einzigen Tropfen Samen verlieren (außer zur Fortpflanzung). Krishna gilt als Meister der sexuellen Energie, der Umwandlung sexueller Energie in spirituelle Energie, um Einssein mit Gott oder Gotteserkenntnis zu erfahren.

Sexualität sollte realistisch und entspannt betrachtet werden. Sexuelle Energie ist nötig, um die Gehirnzellen in Schwung zu halten. Sexualität, Zärtlichkeit und Intimität sind gut, aber wir brauchen auch ein funktionierendes Gehirn.

Auch das regelmäßige Ausüben von Superbrain-Yoga lässt die sexuelle Energie in die höheren Chakras aufsteigen. Um die Gehirnzellen regelmäßig zu energetisieren und zu aktivieren muss das Superbrain-Yoga jedoch fast jeden Tag durchgeführt werden.

Das Sexualchakra ist das Zentrum des sexuellen Instinkts. Menschen mit starkem Sexualchakra haben gewöhnlich auch einen starken sexuellen Trieb.

Das Halschakra ist das Zentrum der höheren Kreativität. Es entspricht dem Sexualchakra auf einer höheren Ebene. Die beiden sind eng miteinander verbunden. Deshalb neigen stark künstlerisch begabte und sehr intelligente Menschen zu einem starken Sexualtrieb und vielen sexuellen Skandalen.

Ein Mensch kann unmöglich hoch kreativ bzw. intelligent und zugleich sexuell impotent oder gehemmt sein.

Es ist sehr gesund, sexuelles Verlangen zu verspüren. Sex ist eine freudvolle Aktivität. Niemand sollte sich dabei schuldig fühlen. Er sollte nicht unterdrückt, sondern reguliert werden. Wenn Yogis oder Priester sexuelles Verlangen verspüren, ist es unter Umständen gar nicht ihr eigenes! Es kann das Verlangen derer sein, die sich zu ihnen hingezogen fühlen.

Das Sexualchakra ist das Zentrum für die Fortpflanzung, für physische Kreativität. Es steuert und energetisiert die Sexualorgane, die Blase und den Harnleiter. Es beeinflusst auch die Beine, die Kehle und den Kopf (siehe Abb. 3-3).

Das Ajna-Chakra, das Halschakra und das Wurzelchakra haben einen starken Einfluss auf das Sexualchakra. Fehlfunktionen in einem dieser Chakras wirken sich auch auf das Sexualchakra aus. Fehlfunktionen des Sexualchakras manifestieren sich als Harnwegserkrankungen, Impotenz, Unfruchtbarkeit, Vergrößerung der Prostata oder andere Störungen im sexuellen Bereich.

Ein starkes, gesundes Sexualchakra trägt auch zu einem gesunden Halschakra bei und damit zur Entwicklung der geistigen Fähigkeiten. Das Halschakra und die Kopf-Chakras brauchen die umgewandelte sexuelle Energie. Geistig zurückgebliebene Menschen haben gewöhnlich ein erschöpftes Sexualchakra. Deshalb funktionieren auch ihre oberen Chakras nicht gut. Bei älteren Menschen trägt die Erschöpfung des Sexualchakras und des Wurzelchakras zur Senilität bei.

Auch hinter einer vergrößerten Prostata kann eine Stauung oder eine Erschöpfung des Sexualchakras stehen. Solche Stauungen entstehen vor allem bei Menschen, die zölibatär leben. Die Erschöpfung des Sexualchakras tritt vor allem bei älteren Männern auf.

Frauen mit Myomen sind häufig sexuell gehemmt und haben eine unangemessene Einstellung zur Sexualität. Ihre sexuelle Energie kann sich während des sexuellen Akts nicht ausreichend entladen. Das sexuelle Verlangen wird stark unterdrückt und die sexuelle Energie kann nicht wie bei gesunden Menschen frei zu den anderen Chakras fließen. Im Laufe der Zeit akkumuliert sich das und führt zur Entwicklung von Myomen. Sexuell traumatisierte Frauen können eine negative Haltung zur Sexualität entwickeln, die sich langfristig in sexuellen Beschwerden niederschlagen kann. Bei Nonnen kann die sexuelle Enthaltsamkeit zu Myomen führen, wenn sie die sexuelle Energie nicht bewusst oder unbewusst sublimieren.

In der chinesischen Medizin entspricht das Sexualchakra dem Akupunkturpunkt RN (CV) 2.

Im taoistischen Yoga heißt dieser Punkt »Qu Gu«, das bedeutet »Krummer Knochen«.

Im Sanskrit wird das Sexualchakra als »Swadhistana-Chakra« und auf Tamil als »Kuthu Varmam« bezeichnet.

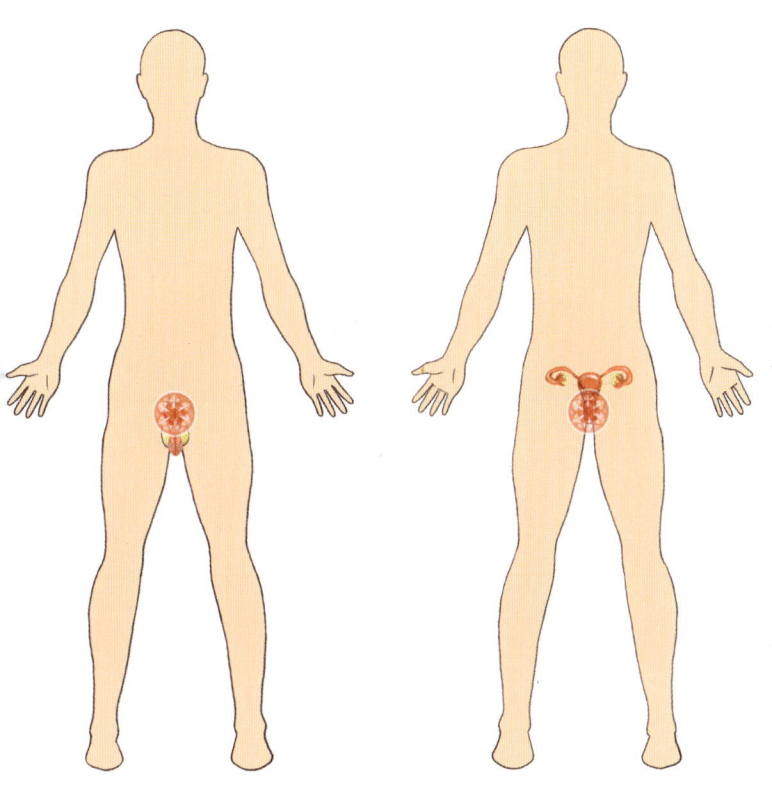

**Abb. 3-3: Sexualchakra –
männlich (links) und weiblich (rechts)**

*Das Sexualchakra steuert und energetisiert die Sexual-
organe, die Blase und den Harnleiter. Es beeinflusst
auch die Kehle und den Kopf.*

KAPITEL 4

Das Meng-Mein-Chakra

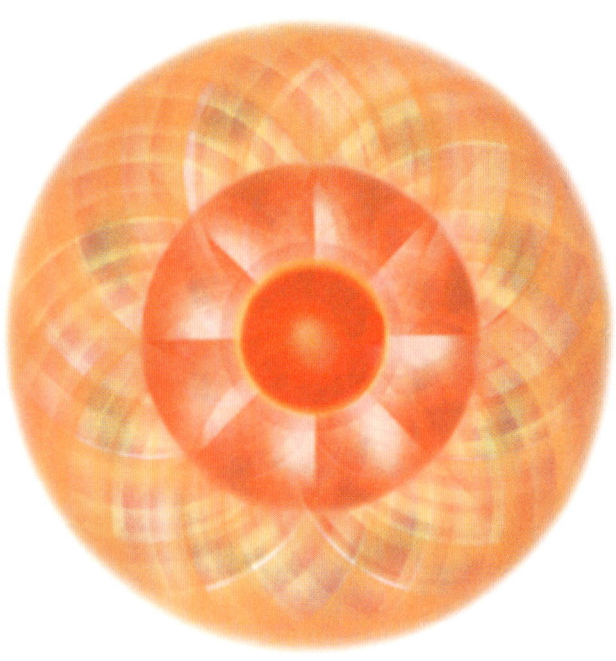

Abb. 4-1: Meng-Mein-Chakra

Das Meng-Mein-Chakra hat acht Blütenblätter und enthält vorwiegend orangefarbenes und ein wenig rotes Prana mit kleineren Mengen gelbem und blauem Prana.

Das Meng-Mein-Chakra wirkt wie eine »Pumpe«. Es verteilt die vom Wurzelchakra aufsteigende Prana-Energie an die anderen Körperteile. Das Meng-Mein-Chakra kann niedere, gröbere Energien in spirituelle Energie umwandeln. Genauer gesagt wirkt das Meng-Mein-Chakra als ein »Energiebeschleuniger«, der die Schwingung niederer Prana-Energie anhebt. Dadurch strömt die niedere Prana-Energie mit enormer Geschwindigkeit durch den Rückenmeridian und zu allen Körperteilen und hinauf bis zur Krone. Dabei aktiviert sie die höheren Chakras und lässt uns die Dinge so sehen, wie sie sind.

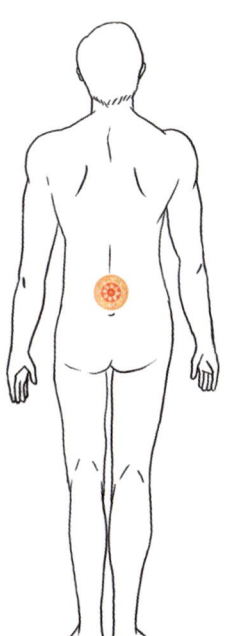

Jeder Mensch entwickelt sich, und Entwicklung geht mit Prozessen, Zeit und Fehlern einher. Wenn ein Mensch erkennt, dass jeder Fehler macht und dass dies Teil des natürlichen Prozesses der spirituellen Evolution ist, wird es leicht, anderen und sich selbst zu vergeben. Wo Vergebung ist, da geschieht auch innere Heilung und körperliche Heilung. Vergebung hat eine therapeutische Wirkung.

Das Meng-Mein-Chakra steuert und energetisiert die Nieren und Adrenalindrüsen sowie

Abb. 4-2: Meng-Mein-Chakra

Das Meng-Mein-Chakra befindet sich auf der Rückseite des Nabels.

den Blutdruck (siehe Abb. 4-3). Das Meng-Mein-Chakra und das Sexualchakra steuern und energetisieren das urologische System und stehen in enger Beziehung zum Milzchakra. Das Meng-Mein-Chakra ist nur etwa ein Drittel bis halb so groß wie die anderen Hauptchakras.

Fehlfunktionen des Meng-Mein-Chakras zeigen sich in Nierenproblemen, geringer Vitalität, Störungen des Blutdrucks und Rückenproblemen. Sind andere Hauptchakras auch beeinträchtigt, kann sich dies sogar in abnormalem Zellwachstum manifestieren.

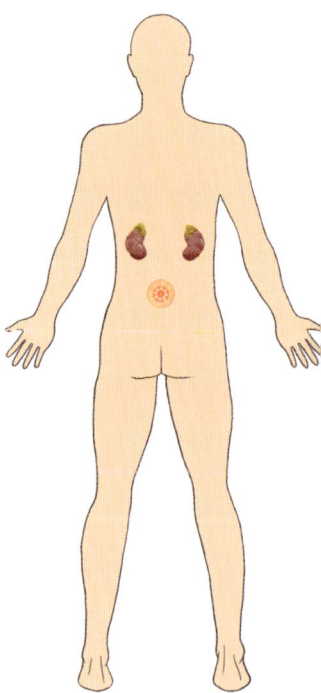

Sind Sie schon Menschen begegnet, die in ihrem Zorn geradezu übermenschliche Kräfte entwickelt haben? Solche gewalttätigen Menschen haben ein überaktives Meng-Mein-Chakra, denn es steuert auch die Adrenalin-

Abb. 4-3: Meng-Mein-Chakra

Das Meng-Mein-Chakra steuert und energetisiert die Nieren, die Adrenalindrüsen und den Blutdruck.

drüsen. Die Adrenalindrüsen erzeugen Hormone, die einem Menschen vorübergehend außergewöhnliche Kraft verleihen können. Auch das Solarplexus-Chakra und das Wurzelchakra spielen dabei eine Rolle.

In der chinesischen Medizin entspricht es dem Akupunkturpunkt DU (GV) 4.
Im taoistischen Yoga heißt das Meng-Mein-Chakra »Ming Men«, das bedeutet »Anbindung an das Leben«.
Auf Tamil wird das Meng-Mein-Chakra »Kachai Varmam« genannt.

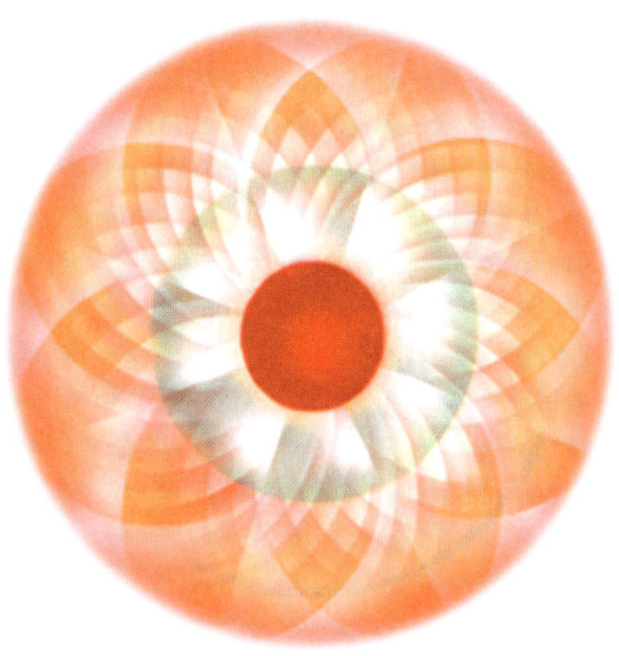

Abb. 5-1: Nabelchakra

Es hat acht Blütenblätter und enthält vorwiegend gelbes, grünes, blaues, rotes und violettes sowie ein wenig orangefarbenes Prana.

Der Begriff »Chi« meint sinngemäß »feinstoffliche Energien«. Chi wird manchmal als Bezeichnung für Luft-Prana, Erd-Prana, rotes Prana oder andere Arten von Prana oder für das vom Nabelchakra erzeugte »biosynthetische Chi« verwendet. Dieses biosynthetische Chi unterscheidet sich deutlich von Prana oder Lebensenergie. Es beeinflusst die Fähigkeit, Prana aufzunehmen und im Körper zu verteilen.

Bei schlechtem Wetter gibt es nur wenig Luft-Prana. Menschen mit wenig biosynthetischem Chi können bei solchen Wetterlagen weniger Luft-Prana aufnehmen als durchschnittliche Menschen und fühlen sich dann müde oder energielos. Menschen mit mehr synthetischem Chi können mehr Prana aufnehmen.

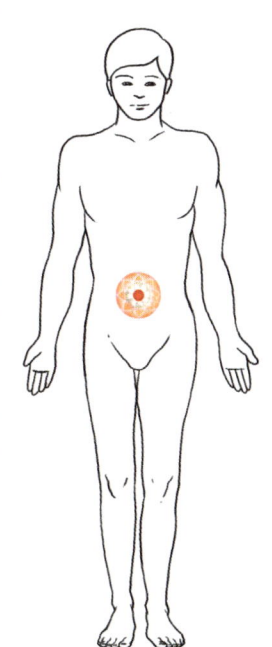

Der Körper holt sich seine Nährstoffe durch Essen und Trinken, und die endokrinen Drüsen produzieren dabei Hormone. Nahrung, Wasser und Säfte entsprechen verschiedenen Arten von Prana-Energie, die vom Energiekörper aufgenommen werden.

Das vom Nabelchakra produzierte Chi ist goldfarben. Das Nabelchakra konkretisiert

Abb. 5-2: Nabelchakra

Das Nabelchakra sitzt am Nabel.

spirituelle Energie zu einer »goldenen Chi-Kugel«, die wie eine goldene, von regenbogenfarbigem Licht umstrahlte Sonne aussieht.

Die rasche Evolution des physischen Körpers benötigt goldene Chi-Energie. So wie eine höher entwickelte Computer-Software auch eine weiter entwickelte Hardware braucht, muss die beschleunigte Evolution der Seele mit einer beschleunigten Entwicklung des Körpers einhergehen. Sonst passt das Vehikel des Körpers nicht mehr zu der hoch entwickelten Seele.

Gute Gedanken, gute Worte, gute Gefühle und guter Wille müssen sich in guten Taten niederschlagen. Das Nabelchakra steuert und reguliert das Wurzelchakra, das Zentrum des Handelns.

Das Nabelchakra ist das Zentrum des instinktiven Wissens. In den Kampfkünsten beispielswei-

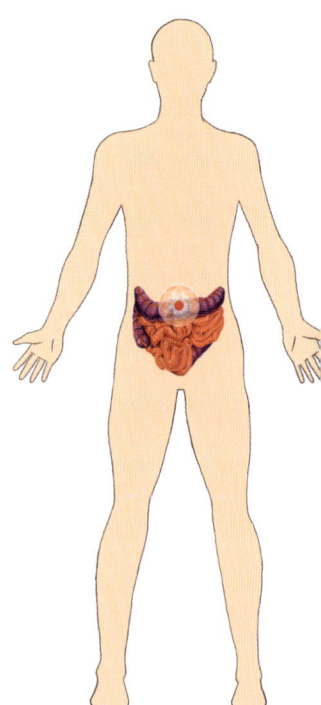

Abb. 5-3: Nabelchakra

Das Nabelchakra steuert und energetisiert Dünndarm, Dickdarm und Blinddarm.

se denkt man über die nächste Bewegung nicht lange nach; man weiß instinktiv, was zu tun ist, wenn der Gegner auf einen zukommt.

Das Nabelchakra steuert und energetisiert den Dünndarm, der für die Aufnahme von Nährstoffen aus der Nahrung zuständig ist, sowie den Dickdarm und den Blinddarm (siehe Abb. 5-3). Es beeinflusst den Geburtsvorgang und die allgemeine Vitalität.

Das Nabel- und das Solarplexus-Chakra steuern die Verdauungs-, Stoffwechsel- und Ausscheidungssysteme und damit auch die Gesundheit der Haut.

Fehlfunktionen des Nabelchakras können sich in Verstopfung, Durchfall, gestörter Nahrungsverwertung, Blinddarmreizung, Darmbeschwerden, niedriger Vitalität und Schwierigkeiten beim Gebären äußern.

Wenn das Nabelchakra schmutzig ist und nicht richtig funktioniert, ist der Fluss vom Sexualchakra zum Nabelchakra und zu den höheren Chakras behindert. Solch eine Person kann dann sexuell überaktiv werden.

Bei akuter Blinddarmreizung sind sowohl das Solarplexus-Chakra als auch das Nabelchakra betroffen. Deshalb schmerzt manchmal zuerst der Solarplexus-Bereich, bevor das Problem am Blinddarm spürbar wird.

Bei Magenkrebs ist auch das Nabelchakra mit betroffen. In vielen, vielleicht sogar in den meisten Fällen hängt dies mit emotionalen Faktoren zusammen.

In der chinesischen Medizin entspricht es dem Akupunktur-punkt RN (CV) 8.

Im taoistischen Yoga entspricht das Nabelchakra dem »Shen Que«, das bedeutet »göttliche Höhlung«.

Auf Tamil wird das Nabelchakra »Aama Kaalam« genannt.

KAPITEL 6

Das Solarplexus-Chakra

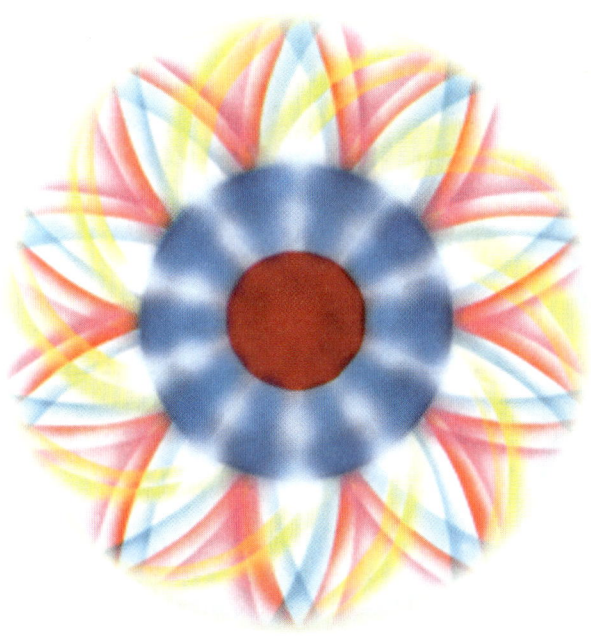

Abb. 6-1: Solarplexus-Chakra

Das Solarplexus-Chakra hat zehn Blütenblätter und enthält rotes, gelbes, grünes und blaues sowie ein wenig orangefarbenes und violettes Prana.

Die feinstofflichen Energien der niederen Chakras und der höheren Chakras fließen alle durch das Solarplexus-Chakra. Der Solarplexus ist das »Ich«-Zentrum, im Sinne von »Ich will dies, ich will das ...«. Um erfolgreich zu sein, ist ein starkes Solarplexus-Chakra nötig. Hier sitzt das Durchsetzungsvermögen.

Die Massen sind allgemein emotional gesteuert. Da der niedere Wille im Solarplexus-Chakra verankert ist, ist es das Willenszentrum der Massen. Deshalb heißt das Solarplexus-Chakra in der Kabbala »Stärke«. Bei höher entwickelten Menschen sitzt das Willenszentrum im Ajna-Chakra, der aktiven Intelligenz.

Ein Mensch kann dem Drang der niederen Natur folgen – oder dem Willen der höheren Seele. Ist der niedere Wille des Menschen mit dem Willen der höheren Seele im Einklang, folgt der Mensch dem Weg des Tao oder dem rechten spirituellen Pfad. Die innere Kraft eines Menschen nimmt zu, wenn er unter dem Einfluss seiner höheren Seele ist.

Der Solarplexus ist das Zentrum sowohl der positiven als auch der negativen, niederen Emotionen.

»Niedere Emotionen« sind nicht unbedingt schlecht. Zu den positiven niederen Emotionen gehören Ehrgeiz, Mut, Beharrlichkeit, Stärke, gerechte Empörung, Gerechtigkeit und Fairness. Zu den negativen niederen Emotionen gehören Ärger, Zorn, Hass, Neid, Gier, Destruktivität, Gewalt, Grausamkeit, Groll, Sorge, Angst, Selbstsucht, Aggression, Schroffheit, Sucht etc.

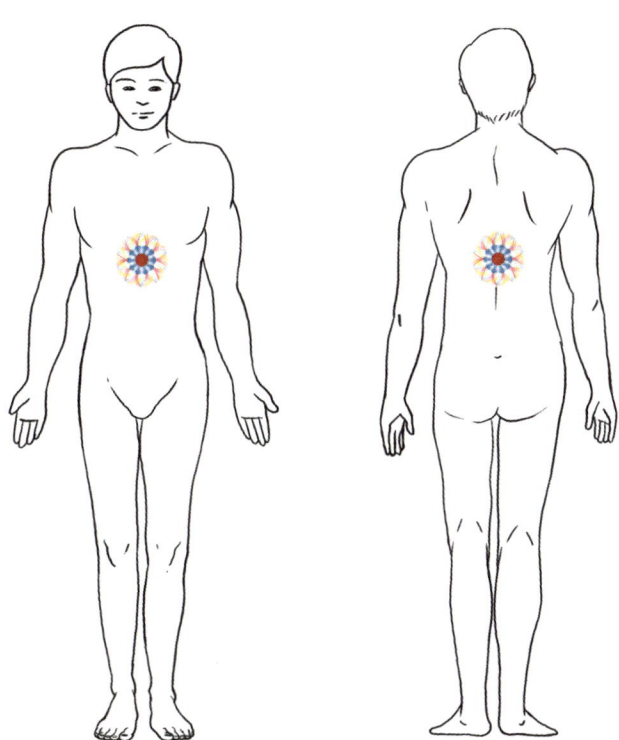

Abb. 6-2: Vorderes und rückwärtiges Solarplexus-Chakra

Das vordere Solarplexus-Chakra sitzt in der Höhlung zwischen den untersten Rippenbogen, das rückwärtige auf der Rückseite des Körpers auf der Höhe des Solarplexus. Mit dem Begriff »Solarplexus-Chakra« sind sowohl das vordere als auch das rückwärtige Chakra gemeint.

Das Solarplexus-Chakra und das Nabelchakra steuern und energetisieren das Verdauungssystem. Das Solarplexus-Chakra steuert und energetisiert das Zwerchfell, die Bauchspeicheldrüse, die Leber und den Magen. Die Bauchspeicheldrüse kann leichter durch das rückwärtige Solarplexus-Chakra energetisiert werden. Zu einem gewissen Grad energetisiert das Solarplexus-Chakra auch den Dünn- und Dickdarm, den Blinddarm, die Lungen, das Herz und andere Bereiche des Körpers (siehe Abb. 6-3).

Das Solarplexus-Chakra beeinflusst zugleich die Qualität des Blutes, denn es steuert und energetisiert die Leber, die das Blut entgiftet. Durch die Leber kontrolliert es den Cholesterinspiegel des Körpers und wirkt sich damit auf das Herz aus. Dieses Chakra reguliert auch den Wärmehaushalt des Körpers. Durch das Solarplexus-Chakra kann der gesamte Körper energetisiert werden.

Negative Emotionen können das Solarplexus-Chakra stören oder aus dem Gleichgewicht bringen. Wenn ein Mensch unter Stress steht oder einen tiefen Groll hegt, kann sich das Solarplexus-Chakra mit unreiner roter Energie verstopfen.

Bei vielen schweren Krankheiten sind negative Emotionen ein kritischer, wenn nicht überhaupt der entscheidende Faktor. Das Solarplexus-Chakra ist das Zentrum der niederen Emotionen. Da die meisten Menschen sehr emotional sind, verschmutzt das Solarplexus-Chakra leicht und funktioniert dann nicht mehr ordnungsgemäß. Das Problem der ungeordneten Emotionen wird durch das Leben in einer sehr stressigen Welt verstärkt.

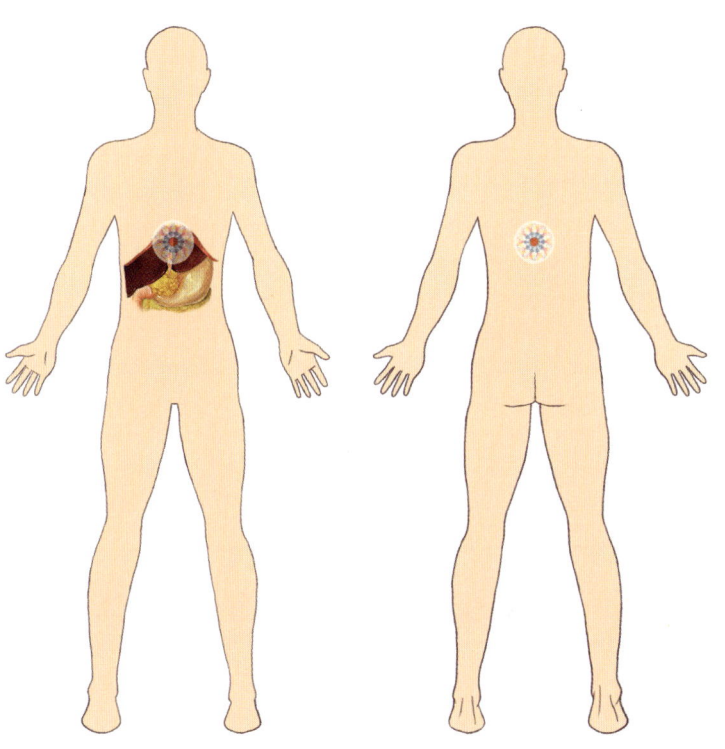

**Abb. 6-3: Solarplexus-Chakra –
Vorderseite (links) und Rückseite (rechts)**

*Das Solarplexus-Chakra steuert und energetisiert das
Zwerchfell, die Bauchspeicheldrüse, die Leber, den Ma-
gen und zu einem gewissen Grad auch Dünndarm und
Dickdarm.*

Das Solarplexus-Chakra sitzt in der Mitte des Leibes, dicht bei den lebenswichtigsten Organen. Fehlfunktionen des Solarplexus-Chakras wirken sich häufig negativ auf die nahe liegenden Organe aus. Es kann erschöpft oder verstopft sein. Manchmal scheint das vordere Solarplexus-Chakra normal zu sein, aber das hintere zeigt sich ziemlich verstopft. Menschen mit solchen Beschwerden sind in der Regel taktvoll und halten sich mit ihren negativen Gefühlen zurück.

Ist ein Mensch sehr wütend, pulsiert das Solarplexus-Chakra unregelmäßig. Dadurch gerät auch das Zwerchfell durcheinander und es entsteht ein flacher, unregelmäßiger Atem.
Ärger und starke Besorgnis entziehen dem ganzen Körper Kraft, sodass er für alle möglichen Krankheiten anfällig wird. Negative Emotionen erzeugen Störungen im Energiekörper, durch die der physische Körper krank wird.

Wenn ein Mensch körperlich gewalttätig wird, sind das Solarplexus-Chakra, das Wurzelchakra, das Meng-Mein-Chakra überaktiv. Doch der Haupteinfluss geht vom Solarplexus-Chakra aus.
Eine negative Emotion kann sich in dem einen Menschen als die eine Art von Krankheit manifestieren und in einem anderen Menschen als eine andere Art von Krankheit.
Fehlfunktionen des Solarplexus-Chakras, die auf anhaltenden negativen Emotionen beruhen, neigen dazu, auch die Funktionen des Wurzel-, Nabel- und Milzchakras zu stören. Das kann sich dann als schwere Arthritis zeigen.

Bluthochdruck kann körperlich durch Fehlfunktionen der Nieren oder andere äußerliche Faktoren ausgelöst werden. Meistens sind die Ursachen jedoch medizinisch unklar. Man spricht hier von einer »essenziellen Hypertonie«. Sie kann kontrolliert werden, gilt jedoch medizinisch als »unheilbar«. Aus Sicht der Pranaheilung entsteht essenzielle Hypertonie durch die Überaktivierung des Meng-Mein-Chakras, der meistens eine Überaktivierung des Solarplexus-Chakras zugrunde liegt. Mit anderen Worten, die essenzielle Hypertonie ist in der Regel emotionalen Ursprungs.

Manche Menschen sind sehr tief verletzt oder hegen einen sehr tiefen Groll gegen jemanden. Sie könnten sehr viel schneller heilen, wenn sie sich bewusst darum bemühen würden, jenen zu vergeben, von denen sie tatsächlich oder in ihrer Vorstellung verletzt wurden. Solange die Person nicht lernt, zu vergeben, wird die Heilung langsam sein oder es kann Rückfälle geben. *Der Akt der Vergebung ist heilsam und für eine gute Gesundheit unerlässlich!*

Es ist auch sehr unhygienisch und auf Dauer ungesund (für die Energie des Betroffenen), gewohnheitsmäßig kritisch, reizbar oder verärgert zu sein. Die Heilung liegt natürlich darin, die guten Seiten der anderen schätzen zu lernen, eine freundliche Haltung zu entwickeln und zunehmend Gelassenheit zu bewahren. Es ist leichter, ein Paar Schuhe anzuziehen, als den ganzen rauen Untergrund zu planieren. Es ist leichter, freundlich, tolerant und gelassen zu sein, als zu versuchen, jeden zu ändern und zu bessern.

Zum Beispiel wird die Offenheit der Arterien nicht nur körperlich beeinflusst. Wenn im Körper bestimmte Emotionen und Energien auftreten, ziehen sich die Arterien zusammen und spannen sich stark an. Die Person spürt dann Schmerzen in der Brust. Entfernt man eine bestimmte Emotion, eine bestimmte Energie, öffnet sie sich. Es ist nicht nur eine Frage der Chemie. Solange diese Emotion und diese Energie da sind, greifen die Medikamente auch bei erhöhter Dosis nicht richtig. Die Emotion und die Energie wirken stärker als das Medikament.

Eine gute emotionale und mentale Hygiene besteht aus äußeren und inneren Maßnahmen. Mit innerer emotionaler und mentaler Hygiene sind angemessene Emotionen und angemessene Gedanken gemeint.
Positive Emotionen und Gedanken wie Freude, Güte, Freundlichkeit, Begeisterung und dergleichen führen in der Regel zu psychischem, ätherischem und körperlichem Wohlbefinden.
Äußere emotionale und mentale Hygiene bezieht sich auf angemessene Gesellschaft, da Emotionen und Gedanken übertragbar sind.

Negative Emotionen und Gedanken sind ansteckend. Deshalb fühlt man sich nach einem Gespräch mit einem Menschen mit psychischen Problemen manchmal niedergeschlagen und psychisch erschöpft. Längerer Austausch mit dieser Art von Person kann zu körperlichen Beschwerden führen. Das erklärt, weshalb viele Priester, Nonnen, Sozialarbeiter, Psychologen und Psychiater nach jahrelangem Umgang mit psychisch gestörten Menschen selbst psychisch angegriffen und körperlich krank werden.

Es ist empfehlenswert, wählerisch zu sein, was sexuelle Kontakte angeht. Durch unvorteilhafte sexuelle Kontakte kann man sehr schnell ätherisch und psychologisch kontaminiert werden. Nach solch einem Kontakt ist es ratsam, sich körperlich, ätherisch, emotional und mental zu reinigen.

Die Nahrung sollte möglichst von jemandem zubereitet werden, der gesund und guter Stimmung ist, da sich die gute oder schlechte Energie auch leicht auf Nahrungsmittel und andere Dinge überträgt.

Es ist psychisch und ätherisch wohltuend, mit optimistischen, begeisterten, strahlenden und sehr gesunden Menschen zu tun zu haben. Die Gegenwart eines hoch entwickelten spirituellen Lehrers kann jeden emotional, mental und spirituell erheben, der ausreichend empfänglich dafür ist und eine ehrerbietige Haltung einnimmt. Die Schüler eines solchen Lehrers baden geradezu in seiner kraftvollen Aura.

Das vordere Solarplexus-Chakra entspricht in der chinesischen Medizin dem Akupunkturpunkt RN (CV) 12 und das rückwärtige den Akupunkturpunkten DU (GV) 7 und DU (GV) 6.
Im taoistischen Yoga heißt das vordere Solarplexus-Chakra »Zhong Wan«, das bedeutet »Mitte des Magens«, und das rückwärtige »Zhong Shu«, das bedeutet »Mitte des Körpers«, oder »Ji Zhong«, das bedeutet »Mitte der Wirbelsäule«.

Das Sanskrit-Wort für das Solarplexus-Chakra ist »Manipura-Chakra«.

In Tamil wird das vordere Solarplexus-Chakra »Ner Varmam« genannt und das rückwärtige »Sangudhiri Kaala Varmam«.

Kapitel 7
Das Milzchakra

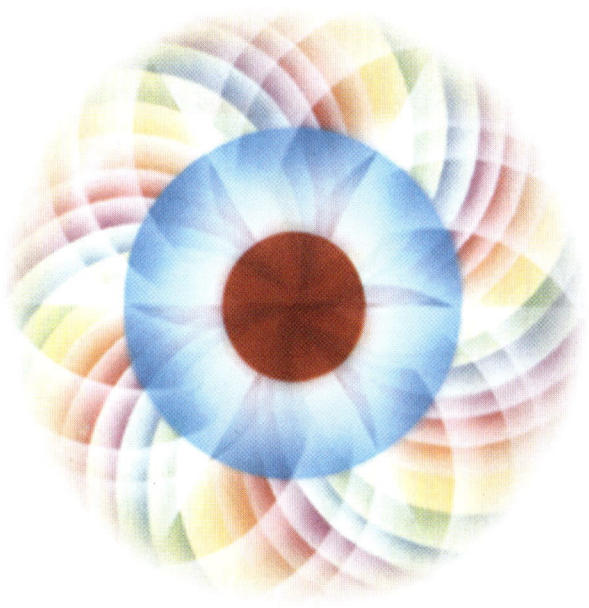

Abb. 7-1: Milzchakra

*Das Milzchakra hat sechs Blütenblätter und ist norma-
lerweise etwa ein Drittel bis halb so groß wie die anderen Chakras.*

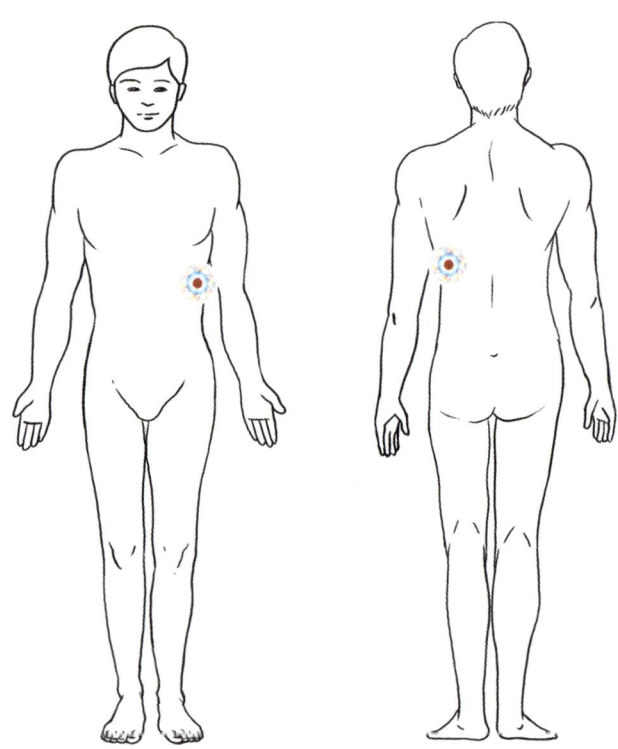

Abb. 7-2: Milzchakra – Vorderseite und Rückseite

Das vordere Milzchakra befindet sich in der Mitte der linken untersten Rippe, das rückwärtige Milzchakra sitzt auf der Rückseite des Körpers an derselben Stelle.

Das Milzchakra ist die Quelle von Kraft und Lebensenergie. Ohne Kraft und Lebensenergie kann ein Mensch nicht erfolgreich oder siegreich sein.

Durch das Milzchakra tritt das Prana, die Lebensenergie, in den Körper ein. Es entspricht der Zeile aus dem Vaterunser: »Unser tägliches Brot gib uns heute.« Das Wort »Brot« symbolisiert die Lebensenergie, die der physische Körper braucht, um zu überleben. Bei den hawaiianischen Kahuna heißt die Lebensenergie »Manna«, bei den Chinesen »Chi«.

Der Zustand des Milzchakras bestimmt das körperliche und psychische Wohlbefinden einer Person. Ein depressiver Mensch hat ein erschöpftes Milzchakra. Wenn es hingegen sauber und voller Energie ist, wird sich die Person stark und gesund fühlen.

Das vordere und das rückwärtige Milzchakra haben dieselben Funktionen. Das Milzchakra steuert und energetisiert die organische Milz. Auf der physischen Ebene dient die Milz dazu, das Blut von Krankheitserregern zu reinigen und abgestorbene Blutzellen zu entfernen. Sie erzeugt auch Antikörper.

Mit Hilfe des Milzchakras kann der Körper Krankheitserreger »besiegen« (siehe Abb. 7-3). Durch das Milzchakra wird Luft-Prana absorbiert, verdaut und an die verschiedenen Chakras verteilt.

Für die anderen Chakras ist das Milzchakra die Quelle des Lebens. Es nimmt Luft-Prana oder »weißes« Prana auf und zerlegt es in rotes, orangefarbenes, gelbes, grünes, blaues und violettes Prana. Dieses wird dann an die anderen Hauptchakras und den gesamten Körper weitergeleitet. Die anderen Hauptchakras und die lebenswichtigen Organe des Körpers sind in ihrer Versorgung mit Prana-Energie also ganz wesentlich vom Milzchakra abhängig.

Das Milzchakra steht in enger Verbindung zum Nabelchakra. Wird das Nabelchakra stark energetisiert und aktiviert, erhält auch das Milzchakra viel Energie und wird teilweise aktiviert und nimmt mehr Luft-Prana auf. Das Nabelchakra ist auch eng mit dem Meng-Mein-Chakra verbunden.

Fehlfunktionen des Milzchakras können sich in Beschwerden der körperlichen Milz, geringer Vitalität, einem schwachen Immunsystem, verunreinigtem Blut oder Blutkrankheiten, Arthritis und Rheuma zeigen.

Hellsichtige nehmen wahr, dass Menschen mit schweren Infektionskrankheiten meistens ein gestörtes Milzchakra haben. Die Betroffenen fühlen sich deshalb sehr schwach oder erschöpft.

Ein Mensch, dessen Milzchakra verunreinigt ist, zum Beispiel ein verunreinigter Heiler, kann Symptome chronischer Erschöpfung entwickeln, die es ihm unmöglich machen, zu arbeiten oder zu heilen. Nur mit einem gesunden Milzchakra steht ausreichend Prana-Energie zur Verfügung, um im Leben erfolgreich zu sein.

Ein schwaches Milzchakra führt zur Schwächung des physischen Körpers und einem niedrigen Prana-Niveau.

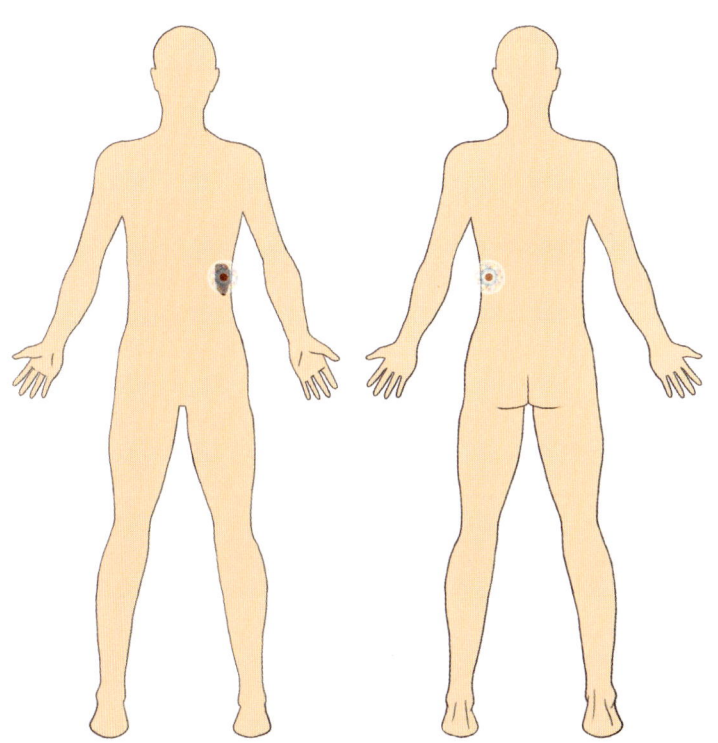

Abb. 7-3: Vorderes und rückwärtiges Milzchakra

Das vordere und das rückwärtige Milzchakra steuern und energetisieren die Milz, die anderen Hauptchakras und den ganzen Körper. Durch das Milzchakra wird auch das Blut gereinigt.

In der chinesischen Medizin korrespondiert das vordere Milzchakra mit dem Akupunkturpunkt SP 16 und das rückwärtige mit dem Akupunkturpunkt BL 50.

Im taoistischen Yoga entspricht das vordere Milzchakra dem »Fu Ai«, das bedeutet »Bauch der Niedergeschlagenheit«, und das rückwärtige dem »Wei Cang«, das bedeutet »Speicher des Magens«.

Im Sanskrit heißt das Milzchakra »Prana-Chakra« und auf Tamil »Kaareeral Varmam«.

KAPITEL 8

Das Herzchakra

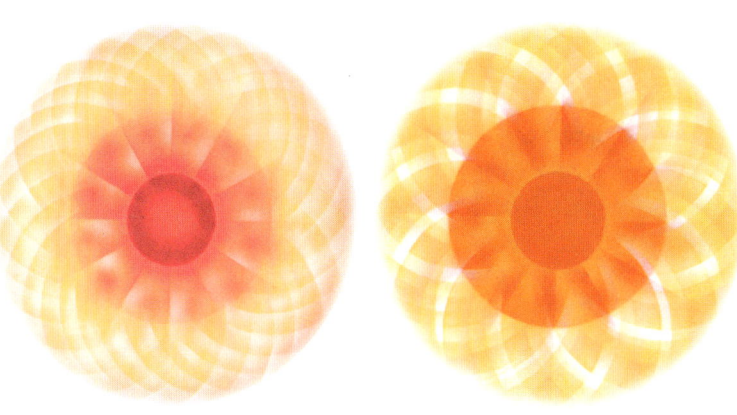

**Abb. 8-1: Vorderes Herzchakra (links),
rückwärtiges Herzchakra (rechts)**

*Das Herzchakra hat zwölf Blütenblätter. Das vordere
Herzchakra enthält goldenes und hellrotes, das rück-
wärtige goldenes, rotes, orangefarbenes und gelbes
Prana. Hellsichtige sehen das Herzchakra als niedere
Entsprechung des Kronenchakras. Das Kronenchakra
hat 960 äußere und 12 goldene innere Blütenblätter.
Die 12 goldenen Blütenblätter des Herzchakras sind ein
Spiegelbild der 12 goldenen inneren Blütenblätter des
Kronenchakras.*

Das Solarplexus-Chakra ist das Zentrum der niederen Emotionen und selbstbezogen; das Herzchakra hingegen ist auf andere bezogen, im Sinne von »Was brauchen die anderen? Wie würde sich jemand anderes fühlen? Was würde jemand anderes denken?«. Selbstbezogenheit und Bezogenheit auf andere sind gleichermaßen wichtig.

Um eine Balance zwischen den physisch-materiellen und den spirituellen Aspekten des Lebens herzustellen, müssen das Solarplexus-Chakra und das Herzchakra gleichermaßen entwickelt sein. Liebende Güte und Eigeninteresse halten sich dann die Waage.

Das Herzchakra ist das Zentrum des emotionalen Herzens, der höheren Emotionen wie Frieden, Gelassenheit, Freude, Mitgefühl, Güte, Sanftmut, Fürsorge, Rücksichtnahme, Geduld und Empfindsamkeit. Deshalb sollten psychisch erkrankte Menschen über mehrere Monate hinweg oder für den Rest ihres Lebens ein bis zwei Mal pro Tag die »Meditation über zwei Herzen« praktizieren. [Eine Anleitung für die »Meditation über zwei Herzen« finden Sie in dem Buch »Grundlagen des Pranaheilens«.]

Ein hysterischer Mensch kann durch Stimulation bestimmter Akupunkturpunkte zur Aktivierung des Herzchakras beruhigt werden.

Die Aktivierung des Herzchakras sorgt dafür, dass die erweiterten intellektuellen Fähigkeiten und die stärkere Willenskraft angemessen und unschädlich angewendet werden.

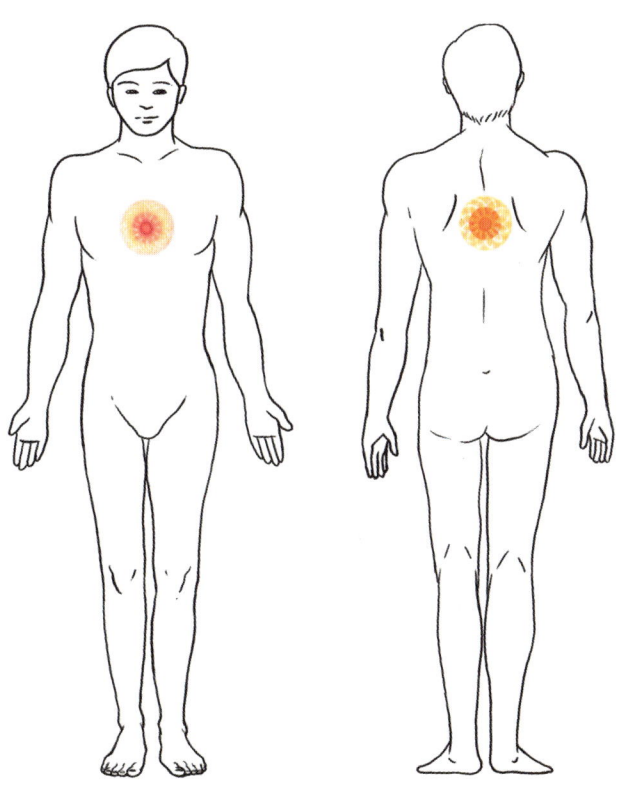

Abb. 8-2: Vorderes und rückwärtiges Herzchakra

Das Herzchakra befindet sich vor dem Herzen in der Mitte der Brust. Das rückwärtige Herzchakra sitzt an der entsprechenden Stelle auf der Rückseite des Körpers.

Wenn das Herzchakra überentwickelt und das Solarplexus-Chakra unterentwickelt ist, neigt der Betroffene dazu, sich von anderen Menschen ausnutzen und missbrauchen zu lassen.

Wenn das Solarplexus-Chakra überaktiv ist, kann es hingegen zu Selbstsucht und Rücksichtslosigkeit kommen. Für die psychische Gesundheit müssen das Solarplexus-Chakra und das Herzchakra im Gleichgewicht sein.

Die moderne Erziehung und Ausbildung legt viel Wert auf mentale Fähigkeiten und fördert bei vielen die Entwicklung des Halschakras. So begegnen wir Menschen, die sehr intelligent und beruflich erfolgreich und gleichzeitig sehr schroff sind, weil sie emotional noch nicht gereift sind. Ihr Herzchakra ist unterentwickelt, ihre sozialen Kompetenzen sind gering. Durch die »Meditation über zwei Herzen« kann sich der Betroffene in ein harmonisches Gleichgewicht bringen.

Damit Frieden in der Welt möglich wird, müssen möglichst viele Menschen ihr Herzchakra entwickeln. Deshalb sollte auch in der Erziehung und Bildung mehr Wert auf die Entwicklung des Herzens gelegt werden.

Das vordere Herzchakra steuert und energetisiert das Herz und die Thymusdrüse, während das hintere Herzchakra die Lungen, das Herz, die Thymusdrüse und den Kreislauf steuert und energetisiert. Das rückwärtige Herzchakra steuert und energetisiert vor allem die Lungen und anteilig das Herz sowie die Thymusdrüse (siehe Abb. 8-3).

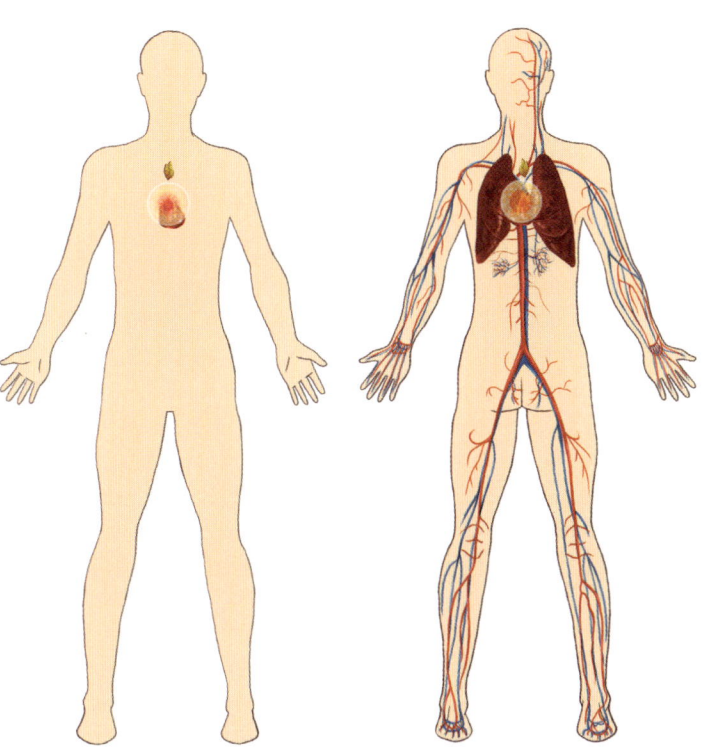

Abb. 8-3: Vorderes und rückwärtiges Herzchakra

Das vordere und das rückwärtige Herzchakra steuern und energetisieren das physische Herz, die Thymusdrüse und den Kreislauf. Das rückwärtige Herzchakra steuert die Lungen.

Das Herzchakra beeinflusst auch die Abwehrkräfte des Körpers. Die Thymusdrüse, die durch das rückwärtige Herzchakra energetisiert werden kann, ist aus medizinischer Sicht wichtig für die Immunabwehr.

In der Kabbala wird das Herzchakra auch »Gedulah« genannt, das heißt »Größe« oder »Fülle«. Ein gütiger, mitfühlender Mensch gibt und teilt großzügig. Das Geheimnis von Wohlstand und Fülle liegt im Geben. Der heilige Franziskus von Assisi sagte deshalb: »Denn im Geben empfangen wir.« Der heilige Paulus schrieb im 2. Korintherbrief: »Wer da sät im Segen, der wird auch ernten im Segen.« In Lukas 6,38 stehen die Worte Jesu: »Gebt, so wird euch gegeben. Ein volles, gedrücktes, gerütteltes und überfließendes Maß wird man in euren Schoß geben ...« Und im »Tao Te King« des Lao Tse lesen wir: »Je mehr er gibt, desto reicher ist er.«
Wer Mitgefühl und Güte zeigt, indem er teilt und gibt, wird mit enormer Fülle und großem Wohlstand gesegnet werden.

Das Herzchakra manifestiert sich in unserer Liebe zu unseren Partnern, Eltern, Kindern und Verwandten. Doch es gibt auch ein göttliches Herz. Es wird »Kronenzentrum« genannt, auf Sanskrit »Sahasrara.« Das Kronenchakra ist das Zentrum der göttlichen Liebe, der göttlichen Vereinigung, des Yoga. Seelen-Verwirklichung oder göttliche Vereinigung mit der höheren Seele kann erst erfahren werden, wenn das Kronenchakra aktiviert ist. Doch dazu muss zuerst das Herzchakra aktiviert sein. Zum Kronenchakra gehört universelle Liebe. Wenn ein Mensch seine Eltern oder Verwandten nicht liebt, wie kann er dann erwarten, viele Menschen lieben zu können? Ist das Herzchakra nicht entwickelt, kann das Kronenchakra nicht entwickelt werden. Die Aktivierung des Herzens und der Krone ist einer der schnellsten Wege zur spirituellen Entwicklung.

Fehlfunktionen des vorderen Herzchakras zeigen sich in Herz- und Kreislaufbeschwerden. Das Solarplexus-Chakra wird leicht durch Emotionen, Anspannung und Stress beeinträchtigt und hat einen starken Einfluss auf das physische Herz und das vordere Herzchakra. Eine Reizung des Solarplexus-Chakras bedeutet immer auch eine Reizung des Herzchakras. Deshalb wirken sich negative Emotionen auf die Dauer schädlich auf das physische Herz aus.

Das vordere Herzchakra ist durch einige große Energiekanäle mit dem vorderen Solarplexus-Chakra verbunden und wird zu einem gewissen Anteil auch von ihm energetisiert. Menschen mit Herzbeschwerden haben meist eine Fehlfunktion im Solarplexus-Chakra.
Fehlfunktionen des rückwärtigen Herzchakras zeigen sich in Problemen mit der Lunge, wie Asthma, Tuberkulose und dergleichen. Bei Menschen mit Herzrhythmusstörungen sind das Herzchakra und das Solarplexus-Chakra betroffen. Die innere Ursache ist in der Regel emotionaler Art.

Wenn ein Mensch die »*Meditation über zwei Herzen*« praktiziert, strömt spirituelle Energie in das Kronen- und das Herzchakra und strahlt in die Aura aus.

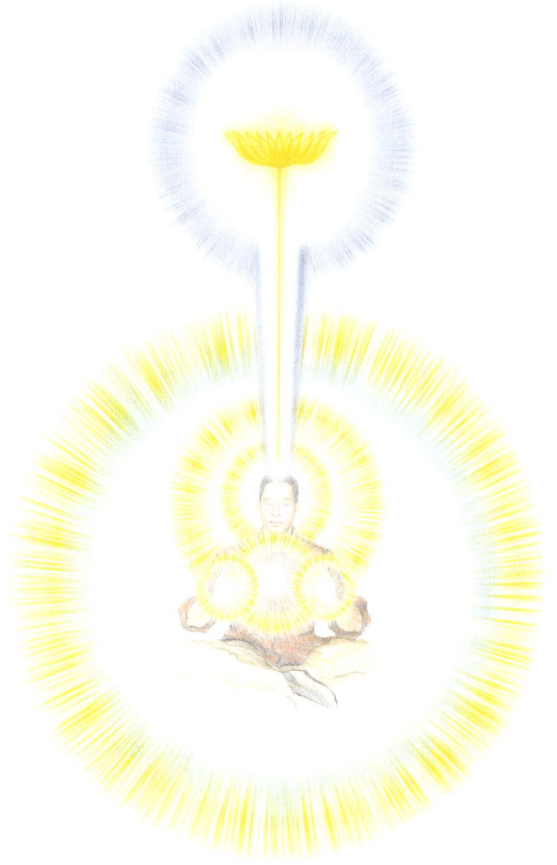

Abb. 8-4: Ein Yogi praktiziert die »Meditation über zwei Herzen«

Je länger ein Yogi bei seiner spirituellen Praxis bleibt, desto mehr überwindet er die Dunkelheit.

So werden lärmende, beunruhigende Gedanken und Emotionen ausgespült und aufgelöst. Deshalb lässt sich mit der *»Meditation über zwei Herzen«* recht einfach ein Zustand der Ruhe herstellen. Wenn Sie mit dem Meditieren beginnen, müssen Sie Ihren Körper rein halten. Zur physischen Reinigung gehören auch angemessene Ernährung, Bewegung und Atemübungen.

Noch wichtiger als die körperliche Reinigung ist die innere Läuterung. Das bedeutet, darauf zu achten, was man denkt, fühlt und sagt. Das ist die Essenz. Es ist sehr wichtig, sich charakterlich weiterzuentwickeln, denn so wird die Seele geläutert. Durch eine gründliche Läuterung kann die Seele auf einer höheren Bewusstseinsebene wirken.
Innere Läuterung und die Entwicklung des Charakters sind absolute Notwendigkeiten. Ohne innere Läuterung und Persönlichkeitsentwicklung können sich die Schwächen eines Menschen so sehr verstärken, dass er schlimmer dran ist statt besser.

Zur Persönlichkeitsentwicklung gehört die Kultivierung folgender Tugenden:

- Liebende Güte & Nicht-Verletzen
- Großzügigkeit & Nicht-Stehlen
- Objektivität (Ehrlichkeit) & Nicht-Falschheit

Die Persönlichkeitsentwicklung lässt sich auch in den drei Regeln des Zoroaster zusammenfassen:

- Rechtes Denken, rechtes Fühlen inbegriffen
- Rechtes Reden
- Rechtes Handeln

Die Ziele der Persönlichkeitsentwicklung werden ebenso in der buddhistischen Lehre des »Edlen Achtfachen Pfads« beschrieben:

- Rechte Anschauung
- Rechtes Denken
- Rechtes Reden
- Rechtes Handeln
- Rechte Lebensführung

In der christlichen Tradition fasst Jesus die Charakterentwicklung so zusammen: »Du sollst nicht töten; du sollst nicht ehebrechen; du sollst nicht stehlen; du sollst nicht falsch Zeugnis geben; ehre Vater und Mutter ... Du sollst deinen Nächsten lieben wie dich selbst.« (Matthäus 19,18.19)

Die Goldene Regel ist eine weitere, allen Religionen der Welt bekannte Lehre. Sie besagt: »Tue anderen nichts an, was andere dir nicht antun sollen.« Umgekehrt fordert sie dazu auf: Gehe mit anderen so um, wie du möchtest, dass andere mit dir umgehen. Die Goldene Regel ist die spirituelle Technik, um die eigene Zukunft und Bestimmung zu beeinflussen.

Die positiv wie negativ (in Yang und Yin) angewandte Goldene Regel erzeugt Harmonie und Wohlstand und beschützt vor den Wechselfällen des Lebens. Würde sie von den meisten Menschen und Nationen angewendet, brächte sie den Weltfrieden.

Das vordere Herzchakra entspricht in der chinesischen Medizin dem Akupunkturpunkt RN (CV) 18, das rückwärtige dem Akupunkturpunkt DU (GV) 10.
Im taoistischen Yoga wird das vordere Herzchakra »Yu Tang« genannt, das bedeutet »Jadehallen«. Im Sanskrit heißt es »Anahata-Chakra«, in Tamil »Kadhir«.
Das rückwärtige Herzchakra entspricht im taoistischen Yoga dem »Ling Tai«, das bedeutet »Podest des Geistes« oder »Tempel der Seele«. Auf Tamil heißt es »Mel Koala Varmam«.

KAPITEL 9

Das Halschakra

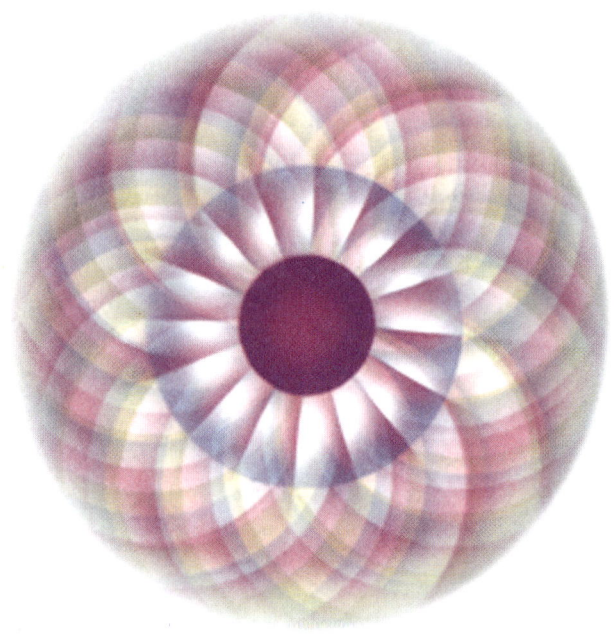

Abb. 9-1: Halschakra

Es hat sechzehn Blütenblätter und enthält überwiegend blaues und etwas grünes und violettes Prana.

In der Kabbala heißt das Halschakra »Wissen«. Es ist auch das Zentrum für höhere Kreativität. Für Menschen, die sich spirituell entwickeln wollen, ist das Halschakra die Brücke in die höhere Welt.

Mit dem Halschakra ist eine für die spirituelle Entwicklung sehr bedeutende Lehre verbunden: »Was aus dem Mund herauskommt, ist wichtiger als was hineingeht.« Darauf wird auch in Markus 7,15–23 und in Epheser 4,29 hingewiesen. Wenn Unreines in den Mund hineingeht, verunreinigt es nur den physischen Körper. Wenn Unreines aus dem Mund herauskommt, verunreinigt es die Seele. Es ist wichtig, sich in »reinem Denken« und »reiner Rede« zu üben, als sich übermäßig um »reine« Nahrung zu kümmern.

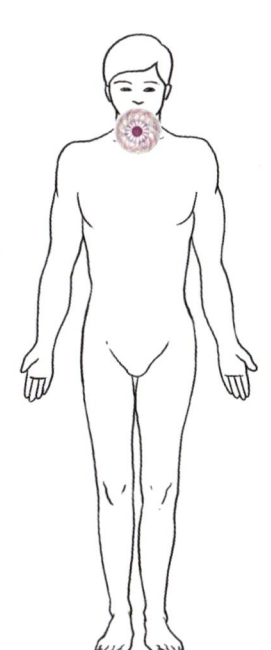

Das Halschakra ist das Zentrum des konkreten Denkens oder der niederen mentalen Fähigkeiten. Durch das Halschakra beziehungsweise das konkrete Denken erwirbt ein Mensch Wissen.

Das Halschakra wird verwendet, wenn genaue Details notwendig sind – wie beim

Abb. 9-2: Halschakra

Das Halschakra befindet sich in der Mitte des Halses.

Studieren, Planen, Malen usw. Es ist auch das Zentrum der höheren Kreativität, während das Sexualchakra das Zentrum der »physischen Kreativität« oder Fortpflanzung ist. Ist das Halschakra stark und aktiv, ist auch das Sexualchakra kräftig.

Damit das Halschakra gut aktiviert wird, muss das Sexualchakra stark sein. Aber das Umgekehrte trifft nicht unbedingt zu. Ein stark aktiviertes Sexualchakra weist nicht unbedingt auf ein sehr aktives Halschakra hin.

Das Halschakra steuert und energetisiert den Hals, den Kehlkopf, die Luftröhre, die Schilddrüse, die Nebenschilddrüse und das lymphatische System. In gewissem Maße beeinflusst es auch das Sexualchakra (siehe Abb. 9-3). Das Halschakra und seine Nebenchakras steuern und energe-

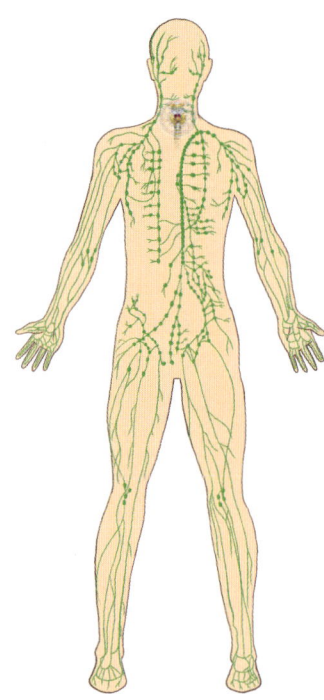

Abb. 9-3: Halschakra

Das Halschakra steuert und energetisiert den Hals, die Schilddrüse, die Nebenschilddrüsen und das Lymphsystem. In gewissem Maße beeinflusst es auch das Sexualchakra.

tisieren den Mund, die Speicheldrüsen und die Speiseröhre. Sie beeinflussen und energetisieren auch die Halsschlagadern.

Eine Erschöpfung des Sexualchakras beeinträchtigt auch das Halschakra. Fehlfunktionen des Halschakras zeigen sich in allen Beschwerden, die mit dem Hals zu tun haben, wie Kropf, Halsentzündung, Stimmverlust, Asthma, Sterilität usw.

Manchmal entsteht Asthma auch durch emotionale Faktoren. Schulterschmerzen können durch Verspannungen oder emotionale Probleme entstehen, die sich auf das Solarplexus-Chakra und das Halschakra auswirken. Fehlfunktionen des Halschakras beeinflussen ebenso die Nebenchakras in den Achselhöhlen, was zu Schulterschmerzen führen kann.
Bei Schilddrüsenüberfunktion ist das Solarplexus-Chakra verstopft und mit verunreinigter roter Energie gefüllt. Wenn sich jemand zu viel sorgt, ist das Halschakra überaktiv; dann wird der Geist pedantisch.

In der chinesischen Medizin entspricht das Halschakra dem Akupunkturpunkt RN (CV) 23 und im taoistischen Yoga dem »Lianquan«, das bedeutet »Strom der Reinheit« oder »Klare Fontäne«.
Im Sanskrit heißt das Halschakra »Vishuddhi-Chakra« und auf Tamil »Ottu Varmam«.

KAPITEL 10

Das Ajna-Chakra

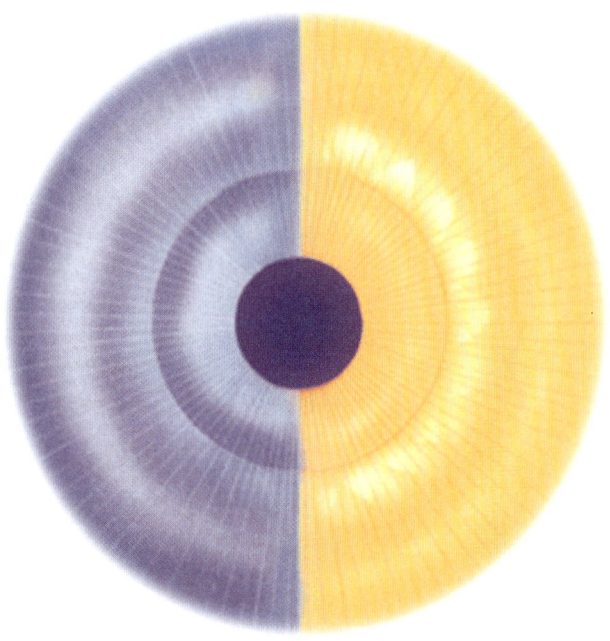

Abb. 10-1: Ajna-Chakra

Das Ajna-Chakra hat 96 Blütenblätter und ist in zwei Hälften zu je 48 Blütenblättern aufgeteilt. Bei manchen Menschen ist die eine Hälfte überwiegend hellgelb und die andere überwiegend hellviolett, bei anderen enthält ▷

Das Ajna-Chakra ist das Zentrum der höheren mentalen Fähigkeiten – des höheren Willens. Es ist eng mit dem Solarplexus-Chakra verbunden, dem Zentrum des emotionalen Willens, und mit dem Kronenchakra, dem Zentrum der universellen Liebe.

Viele Menschen haben keine Kontrolle über ihre Emotionen. Die Aktivierung des Ajna-Chakras befähigt die Person, ihre Gedanken und Emotionen zu regulieren.

Das Ajna-Chakra ermöglicht es, abstrakte Konzepte und Prinzipien zu erfassen. Deswegen heißt es in der Kabbala »Verstehen«. Es hat eine richtungsweisende Funktion. Das Verstehen zusammen mit dem Anweisen manifestieren sich als aktive Intelligenz. Diese unterscheidet sich deutlich von der sterilen Intelligenz. Es gibt Leute, die sehr intelligent wirken und eindrucksvoll reden können, aber unproduktiv sind; es kommt nichts dabei heraus. Das ist ein Beispiel für sterile Intelligenz. Ein gut funktionierendes Ajna-Chakra zeigt sich in dynamischer Intelligenz. Manche leitende Manager haben ausreichend entwickelte Ajna-Chakras. Der europäische Begriff »Direktor« weist darauf hin, dass es hier darum geht,

▶ *die eine Hälfte weiß-grünes Prana und die andere hellviolettes. Die Farben sind bei jedem Menschen etwas anders und ändern sich mit dem psychischen Zustand der Person.*

die ihm zugewiesenen Menschen zu »dirigieren«, so wie der amerikanische Begriff des »Managers« impliziert, dass eine Person mit Hilfe ihrer Intelligenz Menschen und Ressourcen lenkt. Die Aufgabe besteht jeweils darin, aktive Intelligenz zu manifestieren und andere zu Ergebnissen zu führen. Mit einem starken Ajna-Chakra kann jemand unter enormem Stress stehen und trotzdem lächeln!

Das Ajna-Chakra ist das Zentrum des aktiven, gerichteten Willens, der auf Intelligenz beruht. Es ist ein intelligenter Wille, eine höhere Art von Willen. Das Solarplexus-Chakra ist das Zentrum des emotionalen Antriebs oder des emotionalen Willens – der niedrigeren Art von Willen. Die Kraft der Massen nährt sich vorwiegend aus dem Solarplexus-Chakra, während ein hoch entwickelter, kultivierter Mensch das Solarplexus-Chakra vor allem vom Ajna-Chakra her steuert.

Intuition ist Wissen durch innere Wahrnehmung. Diese Weisheit, dieses direkt erfahrene Wissen muss in Konzepte, Prin-

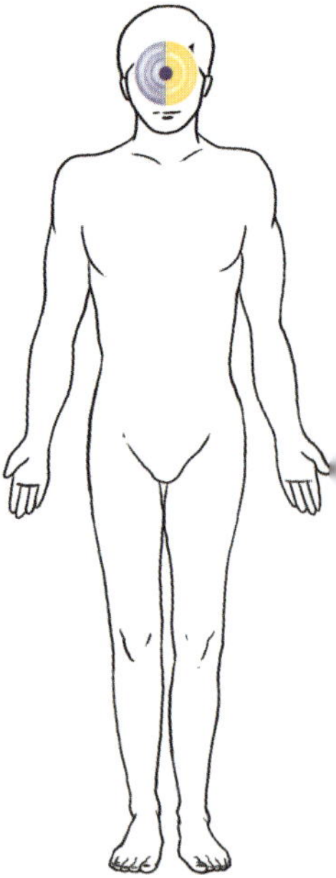

Abb. 10-1: Ajna-Chakra

Das Ajna-Chakra befindet sich im Bereich zwischen den Augenbrauen.

zipien und Worte gefasst werden. Dies manifestiert sich durch das Ajna-Chakra, das Verstehen. Etwas intuitiv zu erfassen, dauert nur Sekunden oder Minuten. Doch dieses dann in Verstehen zu übersetzen, kann Wochen, Monate oder Jahre dauern. Intuition nährt sich aus dem Stirnchakra.

Das Ajna-Chakra steuert und energetisiert die Hypophyse und energetisiert die linke, rationale Gehirnhälfte. Die linke Gehirnhälfte steuert das rechte Auge und Ohr und die rechte Körperhälfte.

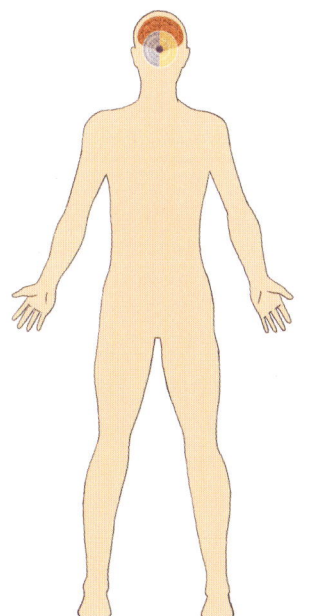

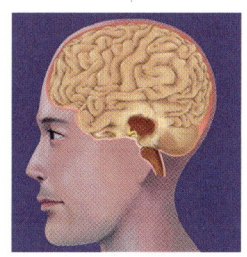

Abb. 10-3: Ajna-Chakra

Das Ajna-Chakra steuert und energetisiert die Hypophyse, das endokrine Drüsensystem und das Gehirn sowie in gewissem Maße die Augen und die Nase. Es gilt als Meisterchakra, weil es die anderen Hauptchakras steuert.

Es wird auch das »Meisterchakra« genannt, weil es alle Hauptchakras sowie das endokrine System steuert und alle lebenswichtigen Organe beeinflusst. Es steht auch mit der Nase in Verbindung (siehe Abb. 10-3).

Als Meisterchakra steuert das Ajna-Chakra auch das Wurzelchakra und beeinflusst somit die Gesundheit der Haut. Das Ajna-Chakra sorgt dafür, dass die anderen Chakras harmonisch zusammenwirken.

Eine Energetisierung des Ajna-Chakras lässt die anderen Chakras rasch aufleuchten und energetisiert damit den gesamten Körper. Deshalb berühren manche Heiler die Krone, die Stirn oder das Ajna-Chakra ihrer Patienten. Die starke Prana-Welle, die damit plötzlich in den Kopf einströmt, lässt manche Patienten das Bewusstsein verlieren.

Fehlfunktionen dieses Chakras zeigen sich in Krankheiten des endokrinen Drüsensystems. Manchmal kann eine verstopfte Nase zu Entzündungen im Mittelohr oder im Innenohr führen. Dann muss vielleicht das Ajna-Chakra behandelt werden.

Bei akuter und bei chronischer Sinusitis ist das Solarplexus-Chakra meistens mit verunreinigter roter Energie verstopft und überaktiv. Ein Teil der unreinen roten Energie gelangt dann in das Ajna-Chakra, wodurch die Nebenhöhlen anfällig werden.

In der chinesischen Medizin korrespondiert das Ajna-Chakra mit dem Akupunkturpunkt M-HN3.

Im taoistischen Yoga entspricht das Ajna-Chakra dem »Yin Tang«, das bedeutet »Hallen der Eindrücke«.

Ajna-Chakra ist ein Sanskrit-Wort. In Tamil heißt es »Thilardha Varmam«.

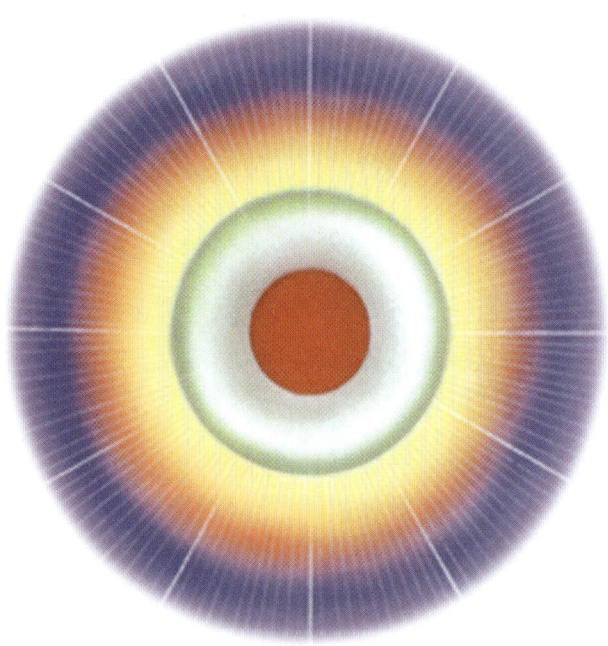

Abb. 11-1: Stirnchakra

Das Stirnchakra hat 144 Blütenblätter, die in zwölf Abschnitte zu je zwölf Blütenblättern unterteilt sind. Es enthält hellviolettes, blaues, rotes, orangefarbenes, gelbes und grünes Prana.

Das Stirnchakra ist das Zentrum des niederen buddhischen oder kosmischen Bewusstseins. Es ist das Zentrum der Weisheit oder niederen Intuition. Die Aktivierung des Stirnchakras verleiht Zugang zur spirituellen Welt.

Was ist der Unterschied zwischen der höheren Intuition des Kronenchakras und der niederen Intuition des Stirnchakras? Beide beziehen sich auf die Fähigkeit der direkten inneren Wahrnehmung, die sich beim Stirnchakra als formgebunden, beim Kronenchakra jedoch als höhere Intuition ohne Form, in reinem Wissen, ohne innere Visionen oder Klänge zeigt.

In den telepathisch oder mündlich übermittelten Lehren des esoterischen Buddhismus werden das Stirnchakra auch das »niedere Bodhichitta« und das Kronenchakra das »höhere Bodhichitta« oder einfach »Bodhichitta« genannt.

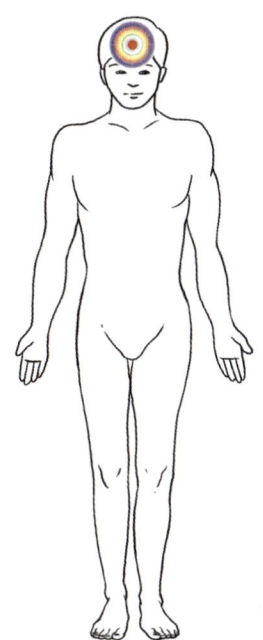

Das Ajna-Chakra bezieht sich auf den Intellekt – und das Stirnchakra auf die Intuition. Akademisch gebildete Menschen nutzen vorwiegend den Intellekt und erkennen zuweilen nicht mal die Existenz der Intu-

Abb. 11-2: Stirnchakra

Das Stirnchakra befindet sich genau in der Mitte der Stirn.

ition an; sie halten sie für irrational und subjektiv. Die weit über den Massen und auch den akademisch gebildeten Menschen stehenden Genies hingegen nutzen die Intuition, um Wahrheiten zu erkennen und Mutter Natur ihre Geheimnisse abzulauschen, und setzen dann ihren Intellekt ein, um das intuitiv Erfasste zu überprüfen. Genies zeichnen sich dadurch aus, dass sie ihre Intuition und ihren Intellekt auf effektive und objektive Weise koordinieren. Die Intuition zu entwickeln ist ein Ziel der menschlichen Evolution.

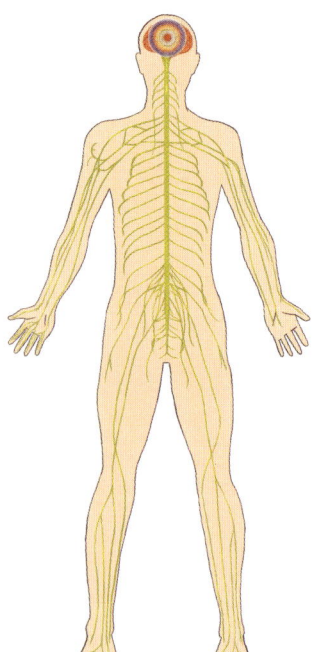

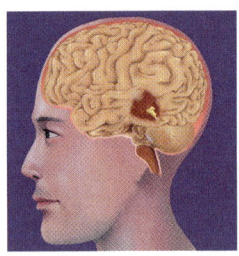

Abb. 11-3: Stirnchakra

Das Stirnchakra steuert und energetisiert die Hypophyse und das Nervensystem.

Das Stirnchakra steuert und energetisiert die Hypophyse und das Nervensystem. Durch die Energetisierung dieses Chakras wird der gesamte Körper mit Prana geflutet (siehe Abb. 11-3). Das linke Auge und das linke Ohr werden mehr vom Stirnchakra und Kronenchakra beeinflusst und energetisiert.

Das Stirnchakra ist das Zentrum der Weisheit, der niederen Intuition. Weisheit wird durch »direkte innere Wahrnehmung« und innere Visionen erworben. Das Stirnchakra ist also auch das Zentrum der höheren Hellsichtigkeit. Es ist das Dritte Auge, mit dem die wahre Natur der Dinge und Ereignisse erkannt werden kann (siehe Abb. 11-4). Das Dritte Auge befindet sich auf dem Stirnchakra, nicht auf dem Ajna-Chakra. Niedere Hellsichtigkeit stammt aus den niederen Chakras.

Die wahre Natur eines Objekts lässt sich durch inneres Sehen unmittelbar erfassen, ohne jedes Studium, ohne die Anwendung von Logik oder Verstand. König Salomon betete um Weisheit (1. Könige 3,11), und ihm wurde die Macht verliehen, das Herz eines Menschen zu erkennen, ohne dafür Logik oder rationales Denken zu brauchen. Er brauchte nur mit seinem Dritten Auge zu schauen, um zu erkennen, ob eine Person schuldig war oder nicht.

Die alten chinesischen Schriftzeichen sind bildhafter Natur. Das Zeichen für »Sehen« ist ein Auge mit zwei Beinen:

Im Laufe der Zeit wurden die Zeichen eckiger und abstrakter, und das Zeichen sieht heute so aus:

Der obere Teil symbolisiert das Auge, der untere die Beine. Bei näherer Betrachtung zeigt sich, dass das Auge merkwürdigerweise senkrecht steht statt horizontal. Die alten chinesischen Weisen wollten offenbar auf das Dritte Auge hinweisen. Um etwas tiefer zu verstehen, gilt es, nicht nur mit den physischen Augen zu schauen, sondern auch mit dem Dritten Auge. In vielen alten chinesischen und orientalischen Kunstwerken wird das Dritte Auge auf der Stirn dargestellt, nicht zwischen den Augenbrauen, wie es in mancher modernen Schrift heißt. Diese irreführende Information wurde von einigen frühen Gurus der New-Age-Bewegung in Umlauf gebracht, um die Suchenden davor zu schützen, das Dritte Auge zu finden, bevor sie reif dafür sind. Die Bedingungen haben sich inzwischen geändert. Hiermit wird die Wahrheit enthüllt.

Fehlfunktionen des Stirnchakras zeigen sich in Beschwerden des Nervensystems, zum Beispiel Gedächtnisverlust, Lähmungen oder Epilepsie.

In der chinesischen Medizin korrespondiert das Stirnchakra mit dem Akupunkturpunkt DU (GV) 24.
Im taoistischen Yoga entspricht es dem »Shen Ting«, das bedeutet »Hallen des Göttlichen«.

In der mündlichen Überlieferung Indiens wird das Stirnchakra »Lalaata-Chakra« genannt, und auf Tamil heißt es »Kumbidu Kaala Varmam«.

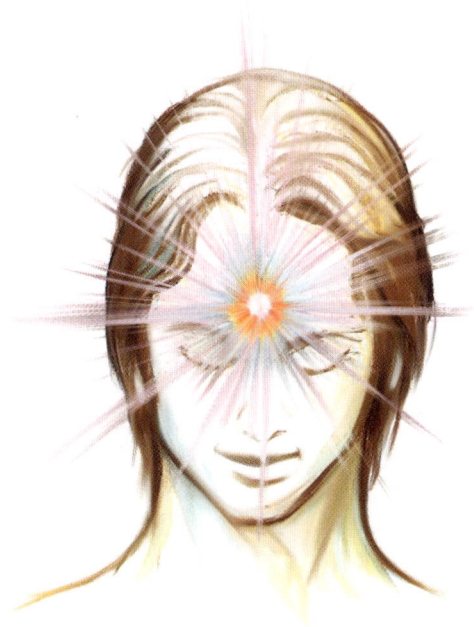

Abb. 11-4: Das Dritte Auge

Das Stirnchakra ist das Dritte Auge, durch das die wahre Natur der Dinge und Ereignisse erkannt werden kann.

KAPITEL 12
Das Kronenchakra

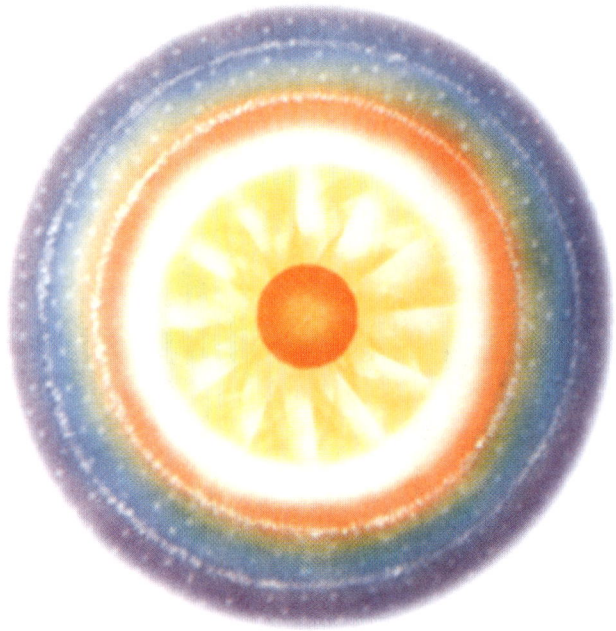

Abb. 12-1: Kronenchakra

Das Kronenchakra umfasst zwei Gruppen von Blüten-
blättern: 12 innere, die vorwiegend goldenes Prana ent-
halten, und 960 äußere, die hellviolettes, blaues, gel-
bes, orangefarbenes und rotes Prana enthalten.

Das Kronenchakra ist das Zentrum des spirituellen Bewusstseins und des göttlichen Einsseins. Es wird auch »Zentrum des höheren buddhischen oder Christus-Bewusstseins« genannt. Der Mensch erfährt durch das Kronenchakra die Erweiterung des Bewusstseins, Erleuchtung und göttliche Vereinigung.

Das Kronenchakra ist das Zentrum der Selbsterkenntnis. Yoga bedeutet eigentlich die Vereinigung mit der höheren Seele – und letztlich und unausweichlich die Einheit mit *allem*. Durch das Kronenchakra wird die innere Buddha-Natur, das Einssein mit der höheren Seele erfahren.

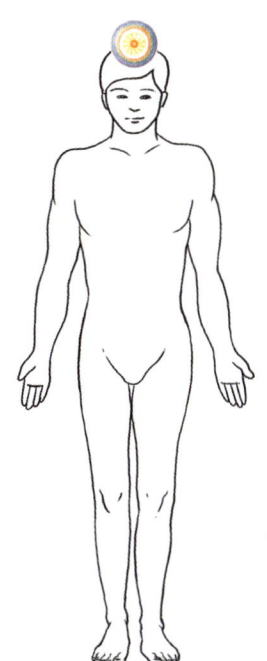

Durch dieses Chakra ist liebende Güte für alle Wesen spürbar, universelle Liebe, die sich in der Bereitschaft zum Lieben manifestiert, in dem Willen, Gutes zu tun. Es ist das Zentrum der richtigen, göttlichen Motivation. Wenn das Kronenchakra gut aktiviert ist, treibt es den spirituellen Schüler unablässig an, zu dienen, ein göttlicher Diener zu werden.

Mitgefühl ist ein Weg zum Einssein. Es aktiviert das Kronenchakra, und dieses för-

Abb. 12-2: Kronenchakra

Das Kronenchakra befindet sich oben auf dem Kopf.

dert das Erlangen göttlicher Vereinigung. Das Kronenchakra ist das Zentrum der höheren Intuition oder des höheren buddhischen Bewusstseins. In ihrer vollen Blüte zeigt sich diese Fähigkeit als »unmittelbare Erkenntnis« oder »direkte innere Wahrnehmung«.

Der Unterschied zwischen intuitiver und mentaler Intelligenz ähnelt dem zwischen einem Blinden und einem Sehenden. Will ein Blinder einen Elefanten erfassen, muss er ihn lange ertasten und viele Eindrücke verarbeiten, um sich eine Vorstellung von ihm machen zu können. Ein Sehender hingegen schaut einfach hin und sagt: »Das ist ein Elefant.« Intuitive Intelligenz ist wie hinschauen und sagen: »Ich weiß, was das ist.« Mentale Intelligenz hingegen erfordert Studien und rationales, logisches Denken.

Ein Mensch, der nur seine mentale Intelligenz entwickelt hat, muss sich durch ein Problem hindurcharbeiten. Ein Mensch mit einer zumindest teilweise entwickelten buddhischen Fähigkeit kann die Angelegenheit und ihre Lösungsmöglichkeiten schnell und umfassend erkennen.

Leider fördert unser gegenwärtiges Bildungssystem nicht die Entwicklung der Intuition, sondern nur rational abgeleitete Lösungen. Unmittelbare Wahrnehmung oder Intuition ist jedoch nicht unlogisch oder irrational. Tatsächlich geht die Intuition weiter als Logik und rationales Denken, sie transzendiert sie.

Viele wissenschaftliche Entdeckungen entstanden durch intuitive Intelligenz, durch sogenannte Geistesblitze. Viele Wissenschaftler und Geschäftsleute verfügen über intuitive Intelligenz. Sie »sehen« einen Vorgang und können sich direkt der Umsetzung zuwenden. Das fortlaufende Praktizieren der *»Meditation über zwei Herzen«* fördert diese Fähigkeit des »Sehens« und des schnellen Erfassens. Menschen mit intuitiver Intelligenz sind vielfach überlegen.

Das Kronenchakra steuert und energetisiert die Zirbeldrüse, das Gehirn und den ganzen Körper. Wissenschaftliche Untersuchungen zeigen, dass die Zirbeldrüse mit der Alterung zu-

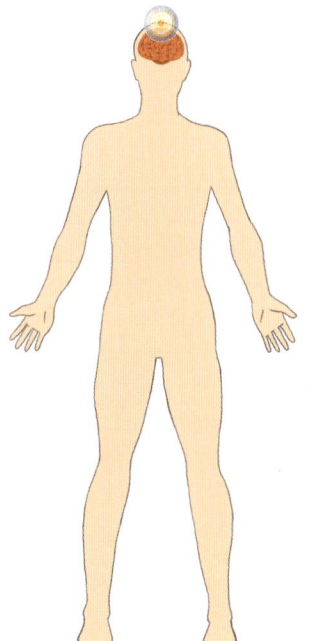

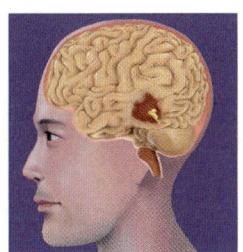

Abb. 12-3: Kronenchakra

Das Kronenchakra steuert und energetisiert die Zirbeldrüse, das Gehirn und den ganzen Körper.

sammenhängt (siehe Abb. 12-3). Fehlfunktionen dieses Chakras schlagen sich in Krankheiten der Zirbeldrüse und des Gehirns nieder, die sich als körperliche oder psychische Erkrankungen manifestieren können.

In der chinesischen Medizin entspricht das Kronenchakra dem Akupunkturpunkt DU (GV) 20.
Im taoistischen Yoga wird es »Bai Hui« genannt, das bedeutet »Treffpunkt der Hundertschaften«. Das Bai Hui ist der Eintrittspunkt des Tian (Gottes-)Chi. Im christlichen Kontext wird das Herabströmen der spirituellen Energie oder des Tian Chi als die »Ausgießung des Heiligen Geistes« bezeichnet. Das Kronenchakra ist deshalb ein sehr wichtiges spirituelles Zentrum.

Um das Kronenchakra zu aktivieren, bedarf es eines gewissen Grads an physischer und psychischer Vorbereitung. Wer den spirituellen Weg ohne innere und äußere Läuterung geht, muss mit Schädigungen des physischen Körpers und mit psychischen Störungen rechnen. Das ist mit den Worten in Matthäus 9,17 gemeint: »Man füllt nicht neuen Wein in alte Schläuche.«
Im Sanskrit wird das Kronenchakra »Sahasrara-Chakra« genannt, und auf Tamil »Poottellu Varmam«.

DER WESENTLICHE SINN
DER SPIRITUELLEN EVOLUTION

Beschleunigt eure spirituelle Entwicklung nicht
um der spirituellen Befreiung willen
oder um darauf stolz zu sein,
sondern um euren Mitmenschen
umfassender zu dienen –
um ein besserer göttlicher Diener zu sein.
Macht dies zu eurem wichtigsten Anliegen.

Dient anderen,
um demütige Diener
des planetaren Gottes zu werden.

Dienen und Meditation sind zusammen
der schnellste Weg zur Erleuchtung.

. . .

Friede sei mit Ihnen.

Gottes Segen sei mit Ihnen
und mit Ihren Familien.

Der Segen des großen Mahaguruji Mei Ling
und all der anderen Großen Wesen
sei mit Ihnen allen.

. . .

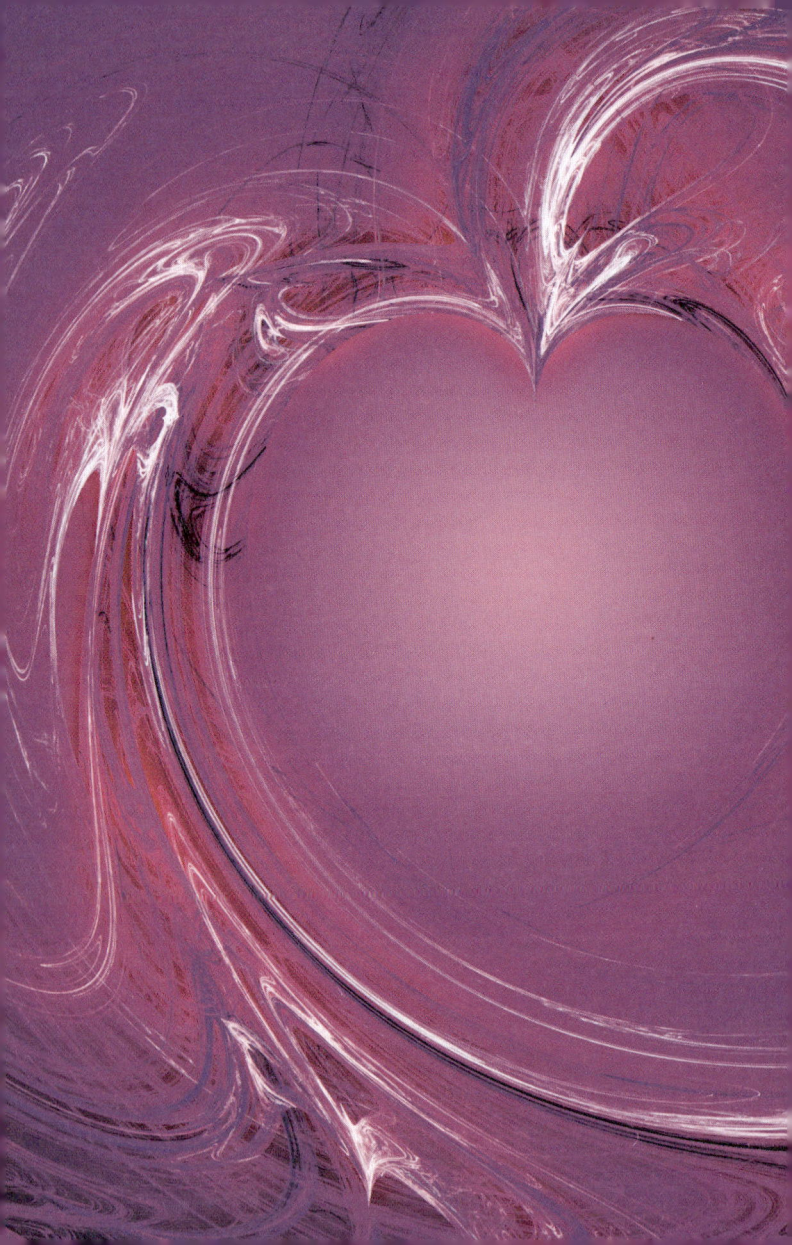

DANKSAGUNG

Dank sei der göttlichen Vorsehung,
dem ehrwürdigen Lehrer Mahaguruji Mei Ling
und all seinen ehrwürdigen Schülern,
insbesondere Chohan Jig Mei Ling.

All den spirituellen Lehrern und Großen Wesen,
die zur Entstehung dieses Buches beigetragen haben,
sei Dank für ihre Hilfe, ihren Rat, ihre Geduld
und ihren Segen.

Dank sei auch allen Künstlern,
vor allem Benny Gantioqui,
für die wundervollen Malereien
und Illustrationen.

Master Choa Kok Sui

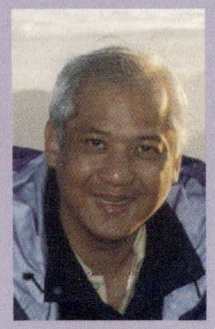

Master Choa Kok Sui hat die Pranaheilung und das Arhatic Yoga begründet. Als international renommierter Autor und Redner offenbarte er in seiner einfachen, direkten Art einen umfangreichen Schatz höchst wirkungsvoller Heilungstechniken.
Er hat über 20 Bücher verfasst, die in mehr als 80 Ländern erschienen sind.

Bücher und CDs von Master Choa Kok Sui

*   Grundlagen des Pranaheilens. KOHA
*   Die hohe Kunst des Pranaheilens. KOHA
*   Das Praxisbuch der Prana-Psychotherapie.
    Energetische Behandlung von Stress, Sucht
    und Traumata. KOHA
*   Pranaheilen mit Kristallen. KOHA

*   Die Entstehung der Pranaheilung und des Arhatic Yoga.
    Angewandte spirituelle Wissenschaft.
    Innere Studien Verlag (ISV) 2006
*   Die Existenz Gottes ist offensichtlich – The existence of
    God is self-evident (dt./engl.). ISV 2008

- Die spirituelle Essenz des Menschen. Die Chakras und der umgekehrte Baum des Lebens. ISV 2012
- Einswerden mit der Seele. ISV 2013
- Energetischer Selbstschutz. Psychische Immunstärke gegen bewusste und unbewusste Übergriffe. Ansata 2006
- Innere Lehren des Hinduismus enthüllt. ISV 2008
- Om Mani Padme Hum. Die blaue Perle im goldenen Lotos. ISV 2008
- Superbrain Yoga. ISV 2007
- Vater Unser. Kabbalistische und universelle Chakra-Meditation mit dem christlichen Gebet. ISV 2010

- Meditation über die Seele. KOHA (Audio-CD)
- Meditation über zwei Herzen und Selbst-Heilungs-Meditation. KOHA (Audio-CD)
- OM – Klang der Stille. KOHA (Audio-CD)
- Vater Unser – Meditation. ISV 2011 (Audio-CD)

Die GOLDEN LOTUS Sutras
von Master Choa Kok Sui

- Erfahrungen des Seins (über das Leben)
- Inspiriertes Handeln (über das Unterrichten von Pranic Healing)
- Jenseits des Verstandes (über Meditation)
- Kreative Transformation (über spirituelle Praxis)
- Mitfühlende Sachlichkeit (über Charakterbildung)

- Unmögliches Erreichen (über spirituelle Unternehmens-führung)
- Wunder sind möglich (über Pranic Healing)

Hinweise zum Pranic Healing / Adressen

Suchen Sie Hilfe nur bei einem eingetragenen Prana-Anwender! Der Verein Prana Germany e.V. fördert die Verbreitung der Pranaheilung von Master Choa Kok Sui und ist ein Zusammenschluss der Prana-Lehrer und Prana-Anwender in Deutschland. Der Verein bemüht sich um Qualitätssicherung sowohl in der Ausbildung als auch in der Anwendung. Nur solchermaßen qualifizierte Prana-Anwender werden in unser offizielles Adressverzeichnis aufgenommen.

Lernen Sie Pranic Healing nur bei autorisierten Lehrern! Pranic Healing nach Master Choa Kok Sui ist ein standardisiertes, aufeinander abgestimmtes System von Heilungs- und Selbstheilungstechniken und -methoden. Die Standards für eine effektive und sichere Anwendung des Pranic Healing werden durch das Institute for Inner Studies, Manila, Philippinen, ständig evaluiert. Durch das Institut und die weltweit verbreiteten Pranic-Healing-Zentren werden Prana-Lehrer ausgebildet und autorisiert. Nur diese Lehrer sind berechtigt, dem Absolventen ein Zertifikat des Institute for Inner Studies, Manila, auszustellen.

Eine Liste der registrierten Prana-Anwender und der autorisierten Prana-Lehrer in Deutschland sowie der Seminar- und Veranstaltungstermine finden Sie im Internet:

www.prana-heilung.de

oder bei:

Prana Germany e. V.
Sollner Str. 71
81479 München
Tel.: 089 / 79 52 90
Fax: 089 / 74 94 96 29
E-Mail: info@prana-heilung.de

In der Schweiz kontaktieren Sie bitte:

Stefan und Cheryl Weiss-Zach
Pranic Healing Schweiz
Hauptstr. 2
CH–6033 Buchrain (LU)
Tel.: 0848 / 77 26 42
Fax: 041 / 442 08 09
E-Mail: info@pranichealing.ch
www.pranichealing.ch

Weitere internationale Adressen und Links finden Sie im Internet unter www.globalpranichealing.com

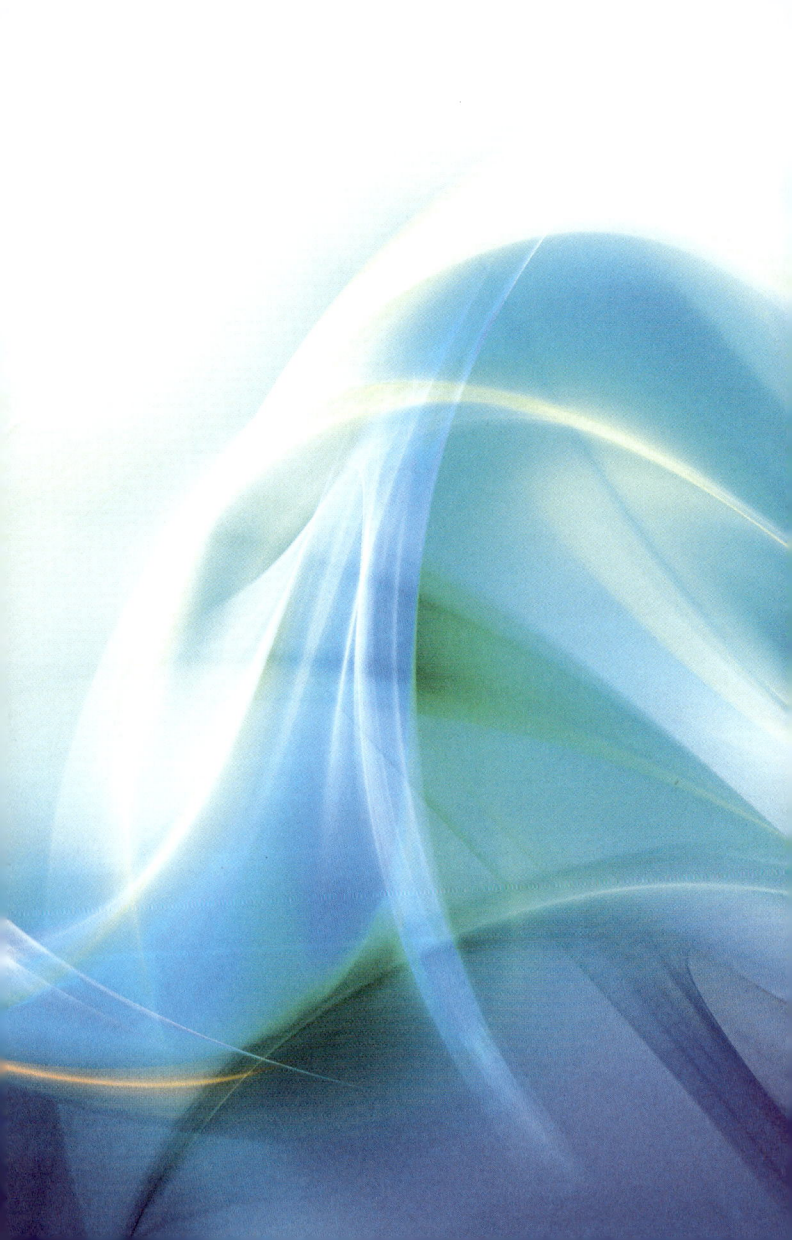

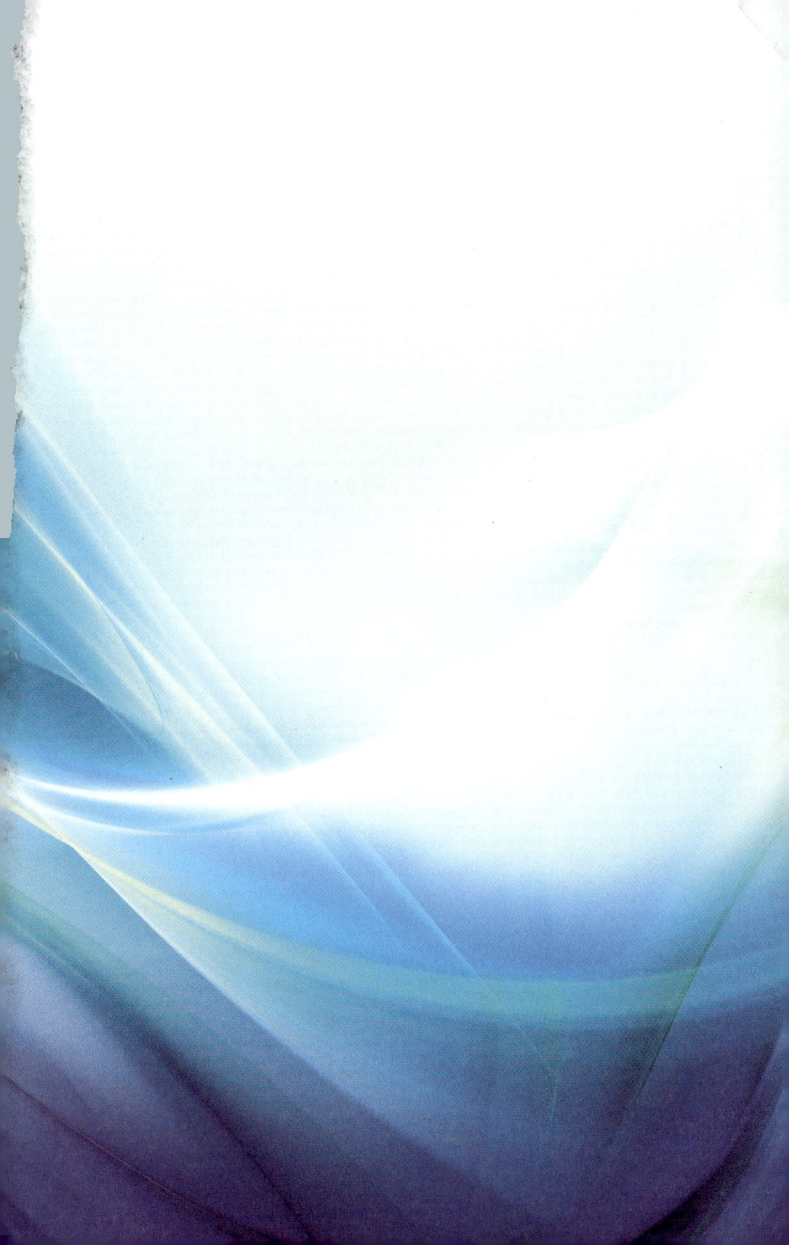

Wichtiger Hinweis

Titel der Originalausgabe
»The Chakras and their Functions«
Coyright © Institute for Inner Studies Publishing Foundation, Inc., December 2009, Quezon City 1103 Philippines.

© KOHA-Verlag GmbH Dorfen
Alle Rechte vorbehalten
4. Auflage 2023

Aus dem Englischen von Nayoma de Haën

Bildnachweis:
• Abstractus Designus/Fotolia – S. 2/3, 4/5,
8/9, 30/31, 32, 103, 110/111
• styleuneed/Fotolia – S. 104/105
• Benny Gantioqui – Alle anderen Illustrationen

Redaktion: Ruth Cholleti
Cover: Sabine Dunst/Guter Punkt, München
Layout: Birgit-Inga Weber
Gesamtherstellung: Karin Schnellbach
Druck: Finidr, Tschechien
ISBN 978-3-86728-239-0